SingLiesel

MIX
Papier aus verantwortungsvollen Quellen
FSC® C014138
FSC www.fsc.org

Druck: FINIDR, s.r.o.
Printed in Czech Republic
Umschlag: SingLiesel GmbH, Karlsruhe
Satz: Martin Janz, Freiburg i.Br.

Bildnachweise: shutterstock.com

ISBN 978-3-948106-00-3

Silke Hubrig

GESCHICHTEN VOM PLAUDERCLUB

SingLiesel

INHALT

WILLKOMMEN IM PLAUDERCLUB

Jeden Donnerstagnachmittag trifft sich eine heitere Runde lebhafter Bewohnerinnen des Seniorenwohnheims. Treffpunkt ist das Apartment Nr. 6, in dem Ilse Gottschalk wohnt. Sie hat ein wunderschönes Apartment mit einem großen runden Tisch, an dem alle gemütlich Platz finden. In ihrer separaten Küche dampfen jederzeit frischer Kaffee oder Tee. Besonders beliebt ist Ilses ebenerdige Terrasse, die bei schönem Wetter sogar zum Sitzen im Grünen einlädt. Sie bietet einen herrlichen Ausblick in den kleinen Park, der dem Seniorenwohnheim seinen Namen gegeben hat: Haus am Park.

Punkt 15 Uhr trudeln die Freundinnen gut gelaunt ein. Jede bringt ihre Handarbeit mit: Elke Federmann stickt mit Geduld an ihren feinen Mustern, Hilde Burmester strickt unermüdlich Socken, Marta

Müller häkelt Decken in allen Farben, und Hanni Ottesen flickt pflichtbewusst die Hosen ihrer Enkel. Nur Ilse selbst ist selten mit Nadel und Faden beschäftigt – sie liebt es, Gäste zu bewirten, und sorgt dafür, dass immer genügend Kaffee und Kuchen bereitsteht.

Im „Plauderclub", wie sie sich selbst augenzwinkernd nennen, geht es fröhlich zu. Es wird erzählt und gelacht, die Stricknadeln klappern, die Häkelnadeln klimpern – die Stunden vergehen wie im Flug. Wer am Donnerstagnachmittag durch den Flur des Seniorenwohnheims geht, hört schon von Weitem das fröhliche Geschnatter und herzliche Lachen. Und ein Hauch von frischem Kuchen- und Kaffeeduft strömt einladend auf den Flur.

Begleiten Sie die Damen vom Plauderclub in den folgenden Geschichten bei Kaffee, Handarbeit und den ganz besonderen Erlebnissen, die das Leben schreibt.

AUTOS UND TAXIFAHRER

Die Frauen vom Plauderclub sitzen gemütlich in Apartment 6. Heute gibt es für jede ein kleines Gläschen Sekt. Marta Müller „gibt einen aus", weil sich ihr Schwiegersohn ein neues Auto gekauft hat. Marta nutzt eben jeden Anlass zum Feiern – sei er noch so klein.

Die Frauen stoßen an, nippen am prickelnden Sekt und nehmen ihre Handarbeiten auf.

„Ist ja schön, so ein eigenes Auto", bemerkt Hanni Ottesen, während sie routiniert einen Knopf an eine rote Kinderhose näht. „Mein Mann und ich haben uns zwei Jahre nach der Hochzeit einen weißen Käfer gekauft. ‚Karl' haben wir das Auto getauft. So wie der Käfer aus dem Lied ‚Karl der Käfer'."

„Ich hatte nie ein eigenes Auto", murmelt Elke Federmann in ihre Stickerei. „Wegen meiner Kurzsichtigkeit habe ich mich nie an den Führerschein gewagt. Ich habe alles mit dem Fahrrad erledigt – und das ging hervorragend."

„Stimmt", sagt Hanni, während sie ein Loch am Hosenbein kunstvoll mit einem Flicken bedeckt, „und wenn man wirklich mal ein Auto braucht, dann kann man sich auch zur Not ein Taxi gönnen."

„Ein Taxi?!" Ilse Gottschalk kommt mit zwei Kuchengabeln aus der Küche. „Höre ich da ‚Taxi'? Da muss ich euch was erzählen!"

Neugierig legen die Frauen für einen Moment ihre Handarbeiten beiseite. Ilse setzt sich, nimmt einen Schluck Kaffee und beginnt:

„Ihr wisst ja: Ich laufe gerne zu Fuß. Bei Wind und Wetter. Letzte Woche aber war mein Knöchel wieder am Ziepen. Auf dem Wochenmarkt hab ich's dann eingesehen: Ilse, hab ich mir gesagt, Gesundheit geht vor. Also bin ich zum Taxistand rüber. Ich in das Taxi, den Rucksack auf den Schoß – endlich mal bequem. Als das Taxi hier vor dem Haus hielt, hab ich aufs Taxameter geschaut ... 17 Euro! Und ich? Nur 12 Euro in der Tasche!"

Die Frauen schauen entsetzt.

„Ich hab dem Fahrer meine 12 Euro hingehalten und kleinlaut gesagt: ‚Tut mir leid, mehr hab ich nicht.' Da schaut der Fahrer mich an und sagt – ganz ernst: ‚Nur 12 Euro? Dann gibt's nur eine Lösung: Ich muss Sie wieder ein Stück zurückfahren.'"

Einen Moment ist es still.

„Dann hat er mir verschmitzt zugezwinkert, mir die Tür aufgehalten und mir einen schönen Tag gewünscht!", lacht Ilse. „Ich stand da, völlig verdattert. Dann hab ich einen solchen Lachanfall bekommen, dass sich ein Spaziergänger nach mir umgedreht hat. So ein ulkiger Taxifahrer! Ich hatte den ganzen Tag noch gute Laune."

Die Damen vom Plauderclub brechen in schallendes Gelächter aus. Marta schenkt jeder noch ein winziges Schlückchen Sekt ein, hebt ihr Glas, sagt laut und ernst: „Und jetzt noch ein Gläschen auf den Taxifahrer!"

„Und auf Karl den Käfer!", ruft Hanni dazwischen. „Und auf den alten Drahtesel von Elke!" Die Gläser klirren.

DIE KINDERGRUPPE

Heute ist die Kindergruppe aus dem benachbarten Kindergarten zu Besuch im „Haus am Park". Einmal im Monat kommen die Kinder mit ihrer Erzieherin Ayla herüber, um gemeinsam mit den älteren Bewohnerinnen und Bewohnern einen fröhlichen Nachmittag zu verbringen.

Die Frauen vom Plauderclub sind auch mit von der Partie. Hanni hat aussortierte Bilderbücher ihrer Enkel dabei, die sie den Kindern schenken möchte.

Im großen Aufenthaltsraum herrscht bereits lebhaftes Treiben, als die Freundinnen eintreffen. Einige der Bewohner sitzen im Stuhlkreis, während die Kinder lachend und tanzend durch die Mitte hüpfen.

Kurze Zeit später wird gemeinsam gesungen und getanzt. Alle singen „Wer will fleißige Handwerker sehn?" und machen entsprechende Bewegungen dazu, die Ayla vormacht. Danach wird das Lied von den Waschfrauen gesungen und dann ist noch Gelegenheit für freies Spiel. Einige der Senioren und Kinder rollen sich Schaumstoffbälle zu. Andere versuchen sich an einem Klatschspiel. Die kleine Carla kommt zu Hanni.

„Vorlesen!", sagt sie und zeigt auf ein Bilderbuch, das Hanni im Schoß hat.

„Gerne!", freut sich Hanni. „Das Buch handelt vom Igel Mecki."

Ohne zu zögern klettert Carla auf Hannis Schoß und kuschelt sich zufrieden an. Hanni ist besonders gut zum Kuscheln geeignet, denn sie hat einen Bauch wie ein Federkissen und einen ganz weichen Busen. Carla lauscht der Geschichte vom Igel Mecki.

„Noch fünf Minuten", ruft Ayla, „dann machen wir einen Abschlusskreis und gehen zurück in den Kindergarten!"

„Och, schade …", murmelt Carla enttäuscht und klettert von Hannis Schoß.

„Möchtest du das Buch behalten?", fragt Hanni.

Carla strahlt über das ganze Gesicht. „Au ja! Das soll Ayla zu Ende vorlesen."

Im nächsten Moment sitzt sie schon bei Ayla auf dem Schoß und hält ihr das Buch entgegen.

„Weiterlesen!", bestimmt sie – ernsthaft und niedlich zugleich.

„Zwei Minütchen haben wir ja noch Zeit", lacht Ayla. Carla lehnt sich an. Doch so gemütlich wie bei Hanni fühlt es sich nicht an. Carla runzelt die Stirn.

„Hast du gar keinen dicken Bauch?", fragt sie verwundert.

Ayla schüttelt lachend den Kopf. „Nein, Carla. Ich mache viel Sport und achte auf meine Ernährung!"

Carla lehnt sich wieder an Ayla. „Und hast du auch keinen Busen?", fragt sie plötzlich mitleidig.

Ayla blinzelt überrascht und lacht „Doch! Ich bin ja eine Frau."

Carla strahlt erleichtert. „Au fein! Kannst du den morgen mal mitbringen?", fragt sie.

Da vergeht Ayla das Lachen und sie blickt irritiert in die Runde. Neben ihr sitzen die Frauen vom Plauderclub, die sehr gute Ohren haben. Sie prusten los vor Lachen. Selbst Ayla kann nicht anders, als mitzulachen. Und auch Carla gluckst zufrieden. Denn Lachen ist einfach ansteckend.

TELEFONSTREICHE

Es ist Donnerstagnachmittag. Der Kaffee in Apartment 6 ist längst ausgetrunken, und die Frauen vom Plauderclub packen langsam ihre Handarbeiten zusammen. Gerade schiebt Elke ihre Stickerei in die Tasche, da öffnet sich die Tür – und ein blonder Lockenkopf schaut herein.

„Ist Frau Burmester noch hier?", flötet die gern gesehene Mitarbeiterin Sabine und wedelt mit einem schnurlosen Telefon.

„Hier!", ruft Hilde Burmester und winkt.

„Ein Anruf für Sie", sagt Sabine und tritt näher. Leise flüstert sie dabei: „Es ist Ihre Tochter. Sie meint, sie könne Sie nicht erreichen und mache sich Sorgen."

„Danke", sagt Hilde und rollt genervt mit den Augen. „Ich bringe das Telefon dann zurück ins Schwesternzimmer."

Sabine lächelt und zieht sich zurück.

Hilde drückt das Telefon ans Ohr. „Nein, Petra! Mir geht's gut! Nein, Petra, ich bin NICHT in der Dusche ausgerutscht! Nein, kein Oberschenkelhalsbruch, Petra! Auch kein Virus im Haus, Petra. Und überhaupt ... oh ... die Telefonverbindung ist hier ganz schlecht ..." Dann drückt sie fest auf den roten Knopf des Telefons. Gespräch beendet. Seufzend legt sie das Telefon auf den Tisch.

Die anderen Frauen schauen sie fragend an.

„Diese neumodischen Telefone ...", erklärt Hilde trocken. „Manchmal praktisch – aber manchmal nerven sie einfach nur. Vor allem, wenn man keine Lust hat, sich auszufragen zu lassen."

„Das stimmt", pflichtet Elke ihr bei. „Deshalb habe ich auch kein Handy. Aber den Trick mit der schlechten Verbindung ..., den muss ich mir merken." Die Frauen lachen.

„Wir hatten als Jugendliche Telefonstreiche auf Lager ...", meint Marta und lehnt sich zurück. Obwohl kurz zuvor alle Frauen in Aufbruchsstimmung waren, sitzen sie nun wieder auf ihren Plätzen, und Elke holt wieder ihre Stickerei hervor.

„Damals haben meine Freundinnen und ich uns abends an der nagelneuen Telefonzelle verabredet. Jede hatte ein Zehnpfennigstück dabei und dann ging es los. Wir haben im Telefonbuch irgendeine Nummer ausgewählt und mit verstellter Stimme dort angerufen."

Marta räuspert sich und sagt mit tiefer, theatralischer Stimme: „Hallo, hier ist Herr Müller von der Deutschen Post. Wir erneuern die Telefonleitungen. Deshalb brauche ich eine Auskunft von Ihnen. Wie lang ist Ihre Telefonschnur? Was? Drei Meter? Na, Sie haben aber eine lange Leitung!"

Die Frauen lachen herzhaft.

„Mein Bruder und ich", meldet sich Hanni zu Wort, „wir haben Telefonstreiche gemacht, wenn unsere Eltern abends ausgegangen sind. Wir haben jemanden angerufen und ich habe meinen Spruch gesagt: ‚Guten Abend! Hier spricht die Fernsehgesellschaft. Bitte schalten Sie endlich Ihren Fernseher aus. Sie sind schon zwei Tage auf Sendung.' Mein Bruder hat sich dabei fast in die Hose gemacht vor Lachen. Schön war das."

Plötzlich klingelt das Telefon auf dem Tisch. Hilde grinst und greift ohne zu zögern zum Hörer. „‚Haus am Park', guten Abend", meldet sie sich fröhlich.

Pause.

Dann – in aller Seelenruhe: „Ach, Sie möchten Frau Burmester sprechen? Die Verbindung wurde unterbrochen? Ihre Tochter? Oh, das tut mir leid ...

Frau Burmester ist gerade im hauseigenen Casino. Verspielt ihre Rente. Auf Wiederhören!"

Klick. Gespräch beendet.

Für einen Moment ist es still – dann bricht der ganze Plauderclub in schallendes Gelächter aus.

Hilde lehnt sich entspannt zurück und sagt trocken: „Also – doch ein praktisches Telefon, dieses Ding. Wenn man ordentlich lachen will."

DIE WETTE

Die Frauen vom Plauderclub sitzen wie jeden Donnerstag in Apartment 6 und handarbeiten. Zwischen ihnen dampfen die Kaffeetassen, die Käsesahnetorte auf dem Tisch ist noch unberührt. Nur die Strick- und Häkelnadeln klappern leise.

„Erst die Arbeit, dann das Vergnügen", schnauft Hilde Burmester angestrengt und zupft die Nadeln in ihrem angefangenen Strumpf zurecht. „Diesmal verkaufe ich die Strümpfe, die ich stricke. Der Erlös geht an die Kindergartengruppe. Ist doch schlimm, dass sie noch nicht einmal genug Geld haben, um die kaputte Rutsche zu ersetzen."

Da klopft es an der Tür. Ilse Gottschalk ruft gut gelaunt: „Immer herein – wenn's kein Schneider ist!"

Die Tür geht auf.

„Ich darf doch sehr bitten, Frau Gottschalk!", ruft Herr Schneider lachend und kommt herein. Mit ihm von der Partie sind zwei weitere Herren aus dem „Haus am Park".

„Ja, bitte?", fragt Ilse. „Was verschafft uns die Ehre des Herrenbesuchs? Setzen Sie sich gerne."

Die Männer lassen sich langsam auf dem Sofa nieder.

„Also … es ist so …", beginnt Herr Schneider zögerlich. „Wir beobachten Sie schon länger … also nicht Sie speziell, Frau Gottschalk … also, Sie auch … ich meine … eigentlich alle Damen …"

Umständlich zieht er ein großes Stofftaschentuch hervor und tupft sich nervös die Stirn.

„Ach herrje, Gustav!", stöhnt Herr Morgenstund. „Du bekommst ja keinen geraden Satz heraus. Ich übernehme. Jeden Donnerstag sehen wir Sie beim Frühstück und beim Mittagessen so vergnügt zusammensitzen. Und am Nachmittag – plötzlich sind Sie verschwunden. Immer bei Frau Gottschalk, in Apartment 6. ‚Was machen die nur den ganzen Nachmittag in der Wohnung von Frau Gottschalk?', fragen wir uns. Und dann haben wir gewettet. Jetzt möchten wir herausfinden, wer die Wette gewonnen hat."

Ilse lächelt verschmitzt: „Aha. Und wir sollen das Rätsel lösen? Wer hat denn was gewettet? Und wie hoch ist der Wetteinsatz?"

Herr Morgenstund zählt auf: „Herr Schneider hier meint, Sie spielen heimlich Karten. Paule – also Herr Meister – ist überzeugt, dass Sie Schwester Uschi meiden, weil Sie sie nicht leiden können. Und ich selbst glaube, dass Ihnen der Kuchen aus dem Speisesaal nicht schmeckt und Sie sich was Besseres vom Bäcker liefern lassen."

Marta Müller, die bis dahin still gehäkelt hat, fragt sachlich: „Und was ist der Einsatz?"

„Zehn Euro pro Mann", erklärt Herr Meister. „Also dreißig Euro für den Sieger."

„In bar", fügt Herr Morgenstund hinzu, der früher beim Finanzamt tätig war.

„Tja", murmelt Hanni Ottesen. „Wenn Sie noch einen Zehner drauflegen, würde ich Ihnen erzählen, was wir hier so treiben."

„Und für einen weiteren Zehner", meldet sich Elke Federmann zu Wort, „gibt es ein Stück Torte gratis von uns."

„Und noch einen Zehner dazu und Sie müssen nicht beim Abwasch helfen", äußert sich Hilde Burmester großzügig.

Ilse lächelt unschuldig: „So, meine Herren, das macht dann zusammen sechzig Euro."

„Das sieht wirklich lecker aus", murmelt Herr Morgenstund, sein Blick haftet an der Torte.

„Erst das Geld“, erinnert Hilde streng.

Rasch legen die Männer sechzig Euro in kleinen Scheinen auf den Tisch.

„Vielen Dank, meine Herren!“, nickt Ilse zufrieden und reicht das Geld an Hilde weiter. „Eine Spende für die neue Rutsche der Kindergartengruppe.“

Dann verteilt sie Kaffee und Kuchen und löst das Rätsel: „Wir genießen einfach das Leben – in guter Gesellschaft. Reden, lachen, erzählen, zuhören. Manchmal wird gestrickt oder gehäkelt, manchmal auch nicht. Heute aber danken wir Ihnen herzlich für Ihre großzügige Spende – zugunsten der Kindergartenkinder. Und nun greifen Sie zu, meine Herren!“

Verdutzt schauen sich die Männer an.

„Dann lagen wir wohl alle daneben“, lacht Herr Morgenstund.

Sie lachen noch viel an diesem Donnerstagnachmittag. Ilse kocht dreimal Kaffee nach und die ganze Torte wird verputzt. Die Männer gehen erst, als es Zeit zum Abendessen ist.

„Auf Wiedersehen!“, rufen die Frauen ihnen hinterher. „Jetzt wissen Sie, was wir so treiben!“

„Und manchmal hauen wir auch geschickt neugierige Männer übers Ohr“, sagt Marta Müller leise. „Aber nur für den guten Zweck!“

BERLINER

„Ui, heute gibt's Berliner! Wie lecker! Die habe ich seit Jahren nicht mehr gegessen", schwärmt Hanni Ottesen und greift sich vergnügt einen der dicken, zuckrigen Krapfen. Mit dem ersten Bissen schließt sie genussvoll die Augen. „Mmh, die schmecken immer noch so gut wie früher."

Marta Müller rümpft die Nase. „Seit ich Silvester 1954 einen Berliner mit Senf erwischt habe, verzichte ich freiwillig."

„Berliner? Habe ich Berliner gehört?", ruft Ilse aus der Küche und eilt mit der Kaffeekanne herbei. „Wer ist denn auf diese glänzende Idee gekommen? Lecker!"

Hilde Burmester lächelt zufrieden: „Die sind vom Bäcker. Sie haben mich heute Morgen so angelacht – und es gab die Aktion: ‚Nimm sechs, zahl vier'."

„Und wo ist der sechste?“, fragt Ilse kauend, während der Puderzucker von ihren Lippen staubt.

Hilde wird rot. „Ich musste schließlich probieren, ob sie gut genug für uns sind.“

Die Frauen lachen.

„Bei uns gab es immer am Faschingsdienstag vor Aschermittwoch Berliner“, erinnert sich Hilde. „Einmal war ich als Kind als Wichtel verkleidet. Meine Mutter hat mir mit einem Gummiband einen Wattebart unter Nase und Kinn geklemmt. Ihr könnt euch vorstellen, wo der Berliner landete ... Der halbe Karpfen hing in der Watte, mit all der Marmelade. Ich sah vielleicht aus.“

„Wir sind zu Ostern immer bei meiner Jüngsten“, mischt sich Hanni ein. „Das sind mir Berliner genug.“

Ilse runzelt die Stirn. „Wie bitte? Zu Ostern Berliner? Wo wohnen die denn?“

Hanni lacht laut auf: „In Berlin! Sie wohnen in Berlin!“

Da ist das Gelächter in der Runde perfekt. Die Frauen lecken sich den Zucker und die Marmelade von den Fingern – an Handarbeit ist vorerst nicht zu denken. Nur Marta Müller lässt sich nicht beirren und häkelt stoisch weiter.

Hilde lehnt sich zurück und schmunzelt. „Wisst ihr eigentlich, was mir einmal in Berlin passiert ist? Mit Klaus – meinem Mann?"

„Nee", sagt Marta trocken, ohne aufzublicken. „Wir kennen Klaus doch gar nicht."

„Also Klaus und ich waren frisch verheiratet. Er war noch Lehramtsanwärter, ich mitten in der Sekretärinnenausbildung. Lange Rede, kurzer Sinn: Wir hatten wenig Geld für einen Urlaub und sind deshalb nur für ein Wochenende nach Berlin gefahren. Das war schön." Hilde schaut verträumt in die Ferne.

„Und?", fragt Hanni erwartungsvoll. „Was ist passiert?"

„Ach so, ja", Hilde schüttelt sich lachend. „Die Geschichte geht noch weiter. Klaus war von Beginn seiner Lehrtätigkeit an ein Besserwisser. Das war manchmal sehr anstrengend. In Berlin sind wir in einem wundervollen Straßencafé am Ku'damm gesessen. Dort gab es herrlich heiße Schokolade – mit Schuss. Plötzlich tauchte ein leicht angetrunkener Herr auf. Der sah mich schräg von der Seite an und meinte: ‚Werte Frau, Sie hab ick hier noch nie jesehn!' Und ich brav: ‚Ich bin auch nur für zwei Tage in Berlin.' Schwupps, setzt er sich einfach zu uns an den Tisch, schaut mich verliebt an und sagt: ‚Ick liebe dir!'"

Die Frauen lachen, aber Hilde hebt mahnend den Finger. „Da konnte Klaus nicht an sich halten. Sprachlich korrekte Sätze waren für ihn heilig. Also sagt er streng zu dem Mann: ‚Das heißt: Ich liebe DICH!' Darauf der Fremde – völlig entsetzt: ‚Wat? Sie lieben mir?'"

Da prusten die Frauen endgültig los, Hilde lacht Tränen.

„Der arme Mann ist dann ganz schnell weitergetorkelt", schließt Hilde grinsend.

Ilses Blick fällt auf den letzten Berliner auf dem Teller. „Unsere Berliner hier sind wenigstens still", meint sie. Kurz sehen sich die Damen an – dann wird der letzte Berliner schwesterlich geteilt.

DER APFEL

Heute hat der Plauderclub besonderen Besuch. Hanni Ottesen hat einen ihrer zahlreichen Enkel mitgebracht, den kleinen Paul. Elke stellt ihren frisch gebackenen Mohnkuchen auf den Tisch und Ilse schenkt allen Kaffee ein.

„Was möchtest du trinken, Paul?“, fragt Ilse den kleinen Jungen. „Du trinkst doch sicher keinen Kaffee. Möchtest du Kakao haben?“ Paul nickt eifrig. Kurz darauf kehrt Ilse mit einer dampfenden Tasse aus der Küche zurück.

Als Ilse ihm ein Stück Mohnkuchen auf den Teller legen möchte, verzieht Paul das Gesicht. „Den mag ich nicht“, sagt er selbstbewusst.

„Kein Problem. Hier wird niemand zum Essen gezwungen“, erwidert Ilse gelassen.

Die Freundinnen lassen sich den Mohnkuchen schmecken und nehmen ihre Handarbeiten auf.

„Der ganze Eingangsbereich wurde seit mindestens drei Tagen nicht mehr gewischt", klagt Hilde. „Wenn ich könnte, würde ich es am liebsten selbst machen."

Marta seufzt: „Die neuen Reinigungskräfte arbeiten eher nach dem Motto ‚schnell statt gründlich'. Das ist nicht gut. Schließlich soll es nicht nur hübsch und sauber in unserem Haus sein, sondern es müssen auch Keime und Viren weggeputzt werden. Das scheint den jungen Leuten manchmal nicht klar zu sein."

Die anderen Frauen nicken zustimmend. Die Frauen vom Plauderclub sind heute ungewöhnlich nörgelig.

Hanni fügt hinzu: „Auch die neue junge Dame in der Küche könnte mal etwas reinlicher vorgehen. Das Gemüse, das sie abgewaschen hat, hat das Wasser kaum zu spüren bekommen. Das kann gesundheitsschädlich sein. Sehr sogar. Ich habe mal von einem Hotel gehört, da haben alle Gäste Magenprobleme bekommen, weil das Essen nicht sauber war. Hygiene ist wichtig und das sollte einem von Kindesbeinen an beigebracht werden."

Paul schaut entsetzt.

„Richtig!“, ergänzt Marta streng. „Nicht nur eine hygienische Umgebung ist wichtig. Es fängt schon bei der Körperpflege an.“

Ilse lächelt. „Wie man sich bettet, so liegt man. Und wie man sich wäscht, so riecht man“, meint sie spitzbübisch.

Hanni kichert: „‚Wer sich nicht die Hände wäscht, kriegt keine Post.‘ Das hat mein Opa immer gesagt. Und er musste es ja wissen – er war schließlich Oberpostdirektor!“

Die Frauen prusten los vor Lachen. Nur Paul sitzt inzwischen etwas bedrückt am Tisch.

„Ist alles in Ordnung, Pauli?“, fragt seine Oma Hanni.

„Ich habe Hunger“, murmelt er. „Den Kuchen mag ich nicht.“

„Hm“, überlegt Ilse laut, „was können wir dir denn anbieten?“

Schließlich greift sie in die Obstschale. „Wie wär's mit einem Apfel?“

Paul nicht zustimmend.

„Den musst du aber noch abwaschen, bevor du ihn isst“, erklärt Ilse.

Pflichtbewusst läuft der kleine Junge mit dem Apfel in die Küche. Kurz darauf hören die Damen jedoch ein lautes „Iiiieh! Bäh! Das ist ja ekelhaft!“

Paul stürmt zurück – den angebissene Apfel in der Hand, sein Gesicht angewidert verzogen. „Der Apfel schmeckt ganz komisch! Der ist bestimmt vergiftet!" Mit einem Satz rennt er zurück in die Küche und spült sich hektisch den Mund mit Wasser aus.

„Pauli?", ruft Hanni besorgt. „Hast du den Apfel abgewaschen, wie Ilse es dir gesagt hat?"

„Ja!", schimpft Paul aus der Küche. „Sogar mit Seife und Spülmittel!"

Einen Moment lang sind die Damen sprachlos. Dann bricht schallendes Gelächter aus.

Ilse wischt sich die Tränen aus den Augen und bringt schließlich einen Schokoriegel und ein Glas Wasser. „Hier, mein Junge. Trink das – und lutsch ein bisschen Schokolade. Dann ist der eklige Geschmack gleich weg."

Dankbar nimmt Paul die Schokolade entgegen. Mit vollem Mund murmelt er: „Wenigstens hab ich jetzt doch noch was richtig Süßes bekommen."

DER MANN MIT DEN ZWEI GESICHTERN

Es ist Donnerstagnachmittag und die Frauen vom Plauderclub sitzen gemütlich beisammen und sind mit ihren Handarbeiten beschäftigt.

„Unmöglich!", schimpft Hilde Burmester und strickt verbissen an ihrem Socken. „Ich überlege ernsthaft, ob ich mich im Speisesaal an einen anderen Tisch setze."

„War der Neue wieder unhöflich?", fragt Marta, die selbst schon mit ihm aneinandergeraten ist.

Ilse stellt selbst gebackenen Nusskuchen auf den Tisch.

„Herrlich!", freut sich Marta. „Zwei Fliegen mit einer Klappe. Leckerer Kuchen und Nüsse fürs Gehirn!"

„Na, dann braucht der Neue wohl dringend einen ganzen Sack Nüsse", stellt Hilde fest und nimmt sich ein Stück Kuchen.

Ilse schaut fragend in die Runde. „Über wen redet ihr eigentlich? Wer ist denn dieser Neue?"

„Rüdiger Böttcher", klärt Hilde sie auf. „Seit Kurzem sitzt er bei uns am Tisch. Ein unfreundlicher Zeitgenosse. Neben ihm vergeht einem der Appetit."

„Was macht er denn?", hakt Ilse nach.

„Gestern", erzählt Hilde, „bin ich mit meinem Gehstock gegen das Salatbüfett gestoßen und die Schüsseln haben gewackelt. Eine Schüssel ist auf den Boden gefallen. Eine sehr unangenehme Situation. Da ruft der Böttcher quer durch den Speisesaal: ‚Heute gibt es nur noch gemischten Salat!'"

Ilse schmunzelt. „Das war bestimmt lustig gemeint."

„Es geht aber noch weiter", kommt Hilde in Fahrt. „Er ist ein humorloser Mensch. Heute Morgen beim Frühstück haben wir über Lottogewinne gesprochen. Keiner von uns spielt Lotto. Wir haben nur überlegt, was wir mit einem Millionengewinn machen würden. Herr Böttcher fragt mich, ob ich schon einmal etwas beim Glücksspiel gewonnen hätte, und ich sage: ‚Ständig! Davon finanziere ich mein ausschweifendes

Rentnerinnenleben in diesem Haus.' Anstatt zu lachen, antwortet er, dass das nicht möglich sei, denn statistisch gesehen kann ein Mensch nicht mehrmals im Lotto gewinnen."

Ilse nickt langsam. „Humor scheint wirklich nicht seine Stärke zu sein."

„Und dieser Blick, bevor er zu essen anfängt!", schaltet sich Marta ein. Sie setzt einen grimmigen Gesichtsausdruck auf, ruft finster: „Bon appétit!" – und beißt demonstrativ in ihr Stück Kuchen. Die Frauen prusten los.

„Ach, jetzt weiß ich, wen ihr meint!", ruft Hanni. „Den mit der Glatze!"

„Genau den", bestätigt Hilde.

Da klopft es an der Tür.

„Herein!", ruft Ilse – und im nächsten Moment steht Herr Böttcher persönlich im Zimmer.

„Ich suche meinen Enkel!", sagt er barsch. „Der rennt hier irgendwo rum, der Lümmel. Wenn ich den erwische …"

„Was hat er denn angestellt, Ihr Enkel?", fragt Marta neugierig.

Herr Böttcher schnappt nach Luft vor Aufregung. „Ich sollte nur kurz auf ihn aufpassen, bis meine Tochter zurückkommt. Ich saß im Sessel und bin ein bisschen eingenickt. Der Bursche stand hinter mir und kraulte mir die Glatze. Da kann man ja nur einschlafen. Und als ich wieder wach wurde, hatte er mit einem dicken schwarzen Stift ein großes Männchen auf die Rückenlehne meines Sessels gekritzelt. Das schrubbt er mir weg. Sachbeschädigung ist das!"

Die Frauen bemühen sich, ernst zu bleiben.

„Wie alt ist er denn?", fragt Elke und nippt an ihrem Kaffee.

Herr Böttcher überlegt. „Fünf", sagt er. „Oder sechs. Egal. Jedenfalls alt genug, um zu wissen, dass derlei Verhalten eine Frechheit ist."

„Hier ist er jedenfalls nicht", sagt Ilse kopfschüttelnd.

In dem Moment steckt eine Frau den Kopf zur Tür herein. „Vati, hier bist du. Karli will sich von dir verabschieden. Wir gehen jetzt."

Ohne seine Tochter anzusehen, sagt Herr Böttcher bockig: „Auf keinen Fall. Ich werde mich nicht verabschieden. Erst muss er sich entschuldigen!" Herr Böttcher verschränkt die Arme vor seiner Brust.

Die Frau verdreht die Augen. „Dann eben nicht. Schönen Nachmittag mit dem mürrischen Herrn." Und schon ist sie wieder verschwunden.

Normalerweise laden die Frauen vom Plauderclub gerne bekannte und auch ihnen noch unbekannte Menschen zu Kaffee und Kuchen ein, wenn es sich ergibt. Bei Herrn Böttcher machen sie eine Ausnahme.

„Dann auf Wiedersehen, Herr Böttcher", sagt Ilse betont höflich. „Wir sehen uns bei Tisch."

Herr Böttcher macht auf dem Absatz kehrt und marschiert Richtung Tür – und in dem Moment bietet sich den Frauen ein einmaliges Bild: Auf dem kahlen Hinterkopf von Herrn Böttcher prangt ein großes, mit schwarzem Filzstift gemaltes Gesicht – zwei Augen, eine Nase und ein breites Grinsen.

Einen Moment lang herrscht Schweigen. Dann bricht der Plauderclub in schallendes Gelächter aus.

Herr Böttcher bleibt irritiert stehen und dreht sich langsam um. Fragend blickt er in die Runde.

Die Frauen können sich kaum noch halten.

Ohne ein Wort dreht Herr Böttcher sich wieder um und verlässt das Zimmer.

„Der Mann mit den zwei Gesichtern", japst Hanni und wischt sich die Lachtränen aus dem Gesicht.

Ilse keucht: „Na wenigstens hat sein Enkel Humor!"

BINGO

Am heutigen Donnerstagnachmittag haben die Frauen vom Plauderclub besonderen Besuch: Unter dem Tisch liegt Bingo – der Hund von Hannis Tochter.

„Er ist ein ganz Lieber!", stellt Hanni ihn den anderen Frauen vor. „Meine Tochter meint, er sei viel einfacher zu hüten als ein Kind. Also: Das schaffen wir doch locker."

Ilse Gottschalk schaut etwas misstrauisch, denn sie hat Angst um ihren Teppich. „Ist er stubenrein?"

„Na klar ist er das."

Ursprünglich hatte sich noch ein weiterer Besucher angekündigt: Peter Hausmann aus Apartment 1. Der pensionierte Tierarzt wollte vorbeikommen, um Elkes berühmten Kalten Hund zu probieren. Beim Frühstück hatte er die hitzige Diskussion verfolgt, ob der Kuchen nun „Kalter Hund" oder „Kalte Schnauze" heißt. Am Ende lief allen das Wasser im Mund zusammen, als Elke von Butterkeksen und Schokolade erzählte. Ilse hatte ihn kurzerhand zum Nachmittagskaffee eingeladen. Doch dann hat Herr Hausmann kurzfristig abgesagt: Er habe vergessen, dass er sich schon für den Bingo-Nachmittag eingetragen hat.

„Jetzt haben wir eben Hund auf und unter dem Tisch", lacht Marta. „Darf Bingo auch ein Stückchen haben, Hanni?"

„Auf keinen Fall. Schokolade ist Gift für Hunde", erklärt Hanni laut.

„Auch gut. Ich esse den Kuchen sowieso lieber selbst. Ich wollte nur höflich sein", sagt Marta und schiebt sich genüsslich ein großes Stück in den Mund. Die anderen Frauen handarbeiten.

„Der ist aber wirklich brav, der Hund", bemerkt Ilse. Im selben Moment fällt ihr das Wollknäuel auf den Boden. Bingo springt auf, legt die Vorderpfoten auf das Knäuel und schaut es neugierig an.

Ilse beugt sich vor. „Gib her, Bingo. Los jetzt!"

Doch Bingo rührt sich nicht.

Hanni wird nervös. „Das macht er sonst nie. Aus! Bingo! Aus!" Sie zieht leicht am Knäuel – da beginnt Bingo zu bellen. Er hebt die Pfoten nicht.

Hanni ruft: „Sitz! Platz! Gib Pfötchen! Bleib! Fass!"

Die anderen Frauen lachen.

„Ich gehe kurz zu mir rüber und rufe meine Tochter an. Sie weiß, was zu tun ist." Hanni eilt zur Tür.

In dem Moment, als Hanni die Tür zum Flur öffnet, hört man ein lautes „Bingo!" aus dem Aufenthaltsraum. Sofort schießt der Hund unter dem Tisch hervor, rennt an Hanni vorbei und jagt den Flur entlang Richtung Aufenthaltsraum. Hanni versucht, hinter ihm herzukommen: „Stopp! Bingo, bei Fuß!", keucht sie beim Laufen. Die anderen Frauen folgen ihr.

Im Aufenthaltsraum angekommen, bietet sich ihnen ein kurioser Anblick: Bingo hat die Bingo-Trommel umgeworfen. Kugeln rollen kreuz und quer über den Boden. Mit einer Kugel im Maul rennt der Hund zurück in Apartment 6.

„Bingo! Aus!", ruft Hanni verzweifelt, während sie hinterherläuft. Völlig außer Puste kommen auch die Frauen wieder in Apartment 6 an. Bingo liegt schon unter dem Kaffeetisch und kaut auf der Kugel herum.

„Und wenn er die Kugel verschluckt? Und erstickt?", japst Hanni.

„Wir brauchen einen Tierarzt!", ruft Marta.

„Peter Hausmann!", fällt Ilse ein. Sie läuft los und kommt kurz darauf mit ihm zurück.

„Da ist der Spielverderber!", sagt sie und zeigt auf Bingo, der noch immer unter dem Tisch liegt und auf der Kugel herumkaut.

Herr Hausmann geht ohne Umschweife auf alle Viere und krabbelt unter den Tisch. Ruhig spricht er den Hund an, streichelt ihn – und nimmt ihm die Kugel aus dem Maul.

„Das war es schon. Was für ein braver Hund!", sagt er und legt die angenagte Kugel auf eine Serviette.

„Danke, Herr Hausmann. Nicht auszudenken, was passiert wäre, wenn er die Kugel verschluckt hätte", sagt Hanni erleichtert.

Bingo drückt seinen Kopf gegen Herrn Hausmanns Beine. „Du kleiner Racker", murmelt Herr Hausmann liebevoll und beginnt den Hund zu streicheln.

„Nun setzen Sie sich doch", lädt Ilse ihn ein und steht schon mit Teller und Kuchengabel bereit. „Nach Ihrem Notarzteinsatz haben Sie sich ein Stück Kalten Hund verdient."

„Oder Kalte Schnauze", ruft Marta lachend.

Herr Hausmann probiert ein Stück und schwärmt: „Herrlich! Egal, wie dieser Kuchen heißt – er ist köstlich. Jetzt bin ich doch noch zu meinem Stück gekommen."

Die Frauen heben die Kaffeetassen und prosten sich mit einem „Bingo!" zu. Bingo wedelt aufgeregt mit dem Schwanz. Dann rollt er sich auf den Füßen von Herrn Hausmann zusammen und schläft ein.

DIE KLINGEL

Marta Müller kommt mit hochrotem Kopf ins Apartment 6 gestürmt. „Ich wäre pünktlich gewesen", schnauft sie aufgebracht, „wenn nicht dieses langsame Ehepaar Klapproth vor mir den Flur blockiert hätte."

Marta stellt ihren Rollator im Treppenhaus ab, schließt die Tür hinter sich und lässt sich auf den nächstbesten Stuhl fallen.

„‚Darf ich bitte vorbei?', habe ich höflich gefragt. Keine Reaktion. ‚Würden Sie mich vielleicht durchlassen?' Keine Reaktion. Also habe ich meinen Rollator gedrosselt und bin langsam hinterhergeschlichen, in dem Wissen, dass hier ein warmer Apfelstrudel kalt wird."

„Wird er nicht!", flötet Ilse aus der Küche und kommt mit einem großen Teller ins Wohnzimmer, auf dem ein Apfelstrudel dampft. „Lasst es euch schmecken, meine Lieben!“ Da lässt sich beim Plauderclub niemand lange bitten.

„Ich hätte keine Minute später kommen dürfen“, stellt Marta kauend fest. „Der warme Apfelstrudel ist göttlich. Aber ich bin noch immer wütend. Dieses Ehepaar! Immer nebeneinander auf dem Flur, ganz langsam. Und sie reden ja nicht mal dabei! Sie schleichen einfach und lassen niemanden vorbei. Das ist unhöflich! Jawohl, unhöflich!“

Ilse gießt ihr Tee ein: „Nun reg dich nicht auf, Marta. Aufregung ist nicht gut für deinen Blutdruck.“

„Ja. Das merke ich auch schon“, jammert Marta und atmet geräuschvoll ein und aus. „Mir ist schon ganz flau.“

„Noch ein Stück Apfelstrudel?“, versucht Hanni, sie abzulenken.

„Ja, bitte“, seufzt Marta und nimmt sich ein weiteres Stück. Sie kaut mit geschlossenen Augen und atmet tief durch. „Schon besser. Jetzt geht's wieder.“

Da klopft es plötzlich ans Fenster. „Was ist denn jetzt los?“, wundert sich Ilse, öffnet das Fenster – und blickt in Frau Klapproths Gesicht.

„Ist mein Mann hier?“, fragt Frau Klapproth aufgeregt.

„Ihr Mann? Nein! Sie waren doch gerade noch zusammen unterwegs.“

„Eben! Und plötzlich war er weg. Dabei läuft er sonst immer neben mir."

„Rufen Sie ihn laut! Der Park ist nicht groß", rät Ilse.

„Bringt nichts", sagt Frau Klapproth verzweifelt. „Er hört schlecht. Nur hohe Töne versteht er noch. Ach, was mache ich denn jetzt?"

Ilse öffnet die Terrassentür. „Kommen Sie erst mal rein. Setzen Sie sich. Wir kümmern uns."

Dankbar greift Frau Klapproth nach Ilses Arm. „Darf ich mich bei Ihnen einhaken? Allein schaffe ich es schlecht." Vorsichtig führt Ilse sie zum Tisch, wo sich Frau Klapproth langsam auf einen freien Stuhl setzt.

„Entschuldigen Sie bitte den Überfall. Aber ohne meinen Mann komme ich draußen nicht zurecht. Ich laufe schlecht. Und er braucht mich, weil er fast nichts hört. Sein Hörgerät ist dauernd kaputt, und auf meinen Rollator warte ich schon seit Wochen. Alles gerade etwas ungünstig."

Hanni will gerade aufstehen, um den Park abzusuchen, als plötzlich Herr Klapproth in der offenen Terrassentür steht.

„Mariechen!", ruft er froh. „Hier bist du! Ich hatte schon Angst, du seist im Park gefallen. Als wir die Eichhörnchen beobachtet haben, warst du plötzlich weg."

„Harry“, sagt seine Frau und strahlt vor Freude, „wie schön, dass du da bist!“

Sie will aufstehen, doch Ilse drückt sie sanft zurück auf den Stuhl. „Bleiben Sie doch beide und erholen Sie sich von dem Schrecken.“

„Wie bitte?“, fragt Harry Klapproth.

„Kommen Sie!“, brüllt Ilse und macht dabei eine einladende Geste. Er versteht und setzt sich neben seine Frau. Schon haben die beiden ein Stück Apfelstrudel vor sich.

„Und jetzt, wo wir alle so nett zusammen sind, können wir kurz eine kleine Sache klären?“, fragt Ilse.

Marta ahnt, was kommt, und tritt ihre Freundin unterm Tisch gegen das Schienbein. Doch Ilse lässt sich nicht beirren. „Unsere Freundin Marta Müller“, sie zeigt auf Marta, die plötzlich rot im Gesicht wird, „ist manchmal etwas frustriert, weil Sie beide so langsam den Flur entlanggehen und keinen Platz machen.

„Oh!“, sagt Frau Klapproth leise.

„Wie bitte?“, fragt ihr Mann. Frau Klapproth wiederholt es für ihn etwas lauter.

„Das tut uns sehr leid, Frau Müller“, sagt Frau Klapproth schließlich. „Ich laufe unsicher und konzentriert, und mein Mann hört Sie nicht. Ach, Frau

Müller, na, das ist bestimmt ärgerlich, besonders, wenn man es eilig hat."

„Ach, gar nicht so schlimm", murmelt Marta peinlich berührt.

„Doch, doch", antwortet Frau Klapproth ernst. „Sie müssen ja denken, dass mein Mann und ich sehr unhöflich sind!"

„Nein, nein", Marta schüttelt vehement den Kopf. „So etwas denke ich nicht."

Die Frauen vom Plauderclub können sich ein Grinsen nicht verkneifen.

„Wenn mein Rollator endlich geliefert wird und Harry sein Hörgerät zurückhat", sagt Frau Klapproth lachend, „dann schleichen wir auch nicht mehr wie zwei uralte Schnecken herum."

Da müssen alle lachen. Selbst Marta.

Nachdem das Ehepaar Kuchen und Tee genossen hat, machen sich die beiden auf den Heimweg – diesmal durch die Wohnungstür und nicht über die Terrasse.

„Ist doch gut, dass sich die Situation geklärt hat, Marta", sagt Elke beim Abräumen. „Auch für deinen Blutdruck. Und eigentlich sind sie doch ein sympathisches Paar."

„Ja", nickt Marta und legt ihre Häkeldecke zusammen. „Das sind sie wirklich."

Eine Stunde später verabschieden sich die Frauen. Marta will gerade ihren Rollator losschieben, als sie in schallendes Lachen ausbricht.

„Seht euch das an!", sagt sie. Am Griff ihres Rollators ist eine große, knallrote Klingel angebracht. Im Korb liegt ein Zettel. Marta nimmt ihn und liest laut vor: „Liebe Frau Müller, bis das Hörgerät von der Reparatur zurück ist, benutzen Sie bitte diese Klingel, wenn Sie das Pech haben, hinter uns zu laufen. Dann hören wir Sie sicher. Vielen Dank für den schönen Nachmittag an Sie und Ihre Freundinnen. Es grüßen Sie, Mariechen und Harald Klapproth."

Marta lacht und klingelt. Ein schriller, hoher Ton hallt durch Flur und Treppenhaus. „Wirklich nette Leute", schmunzelt sie. „Und so praktisch veranlagt!"

DAS NEUE SOFA

„Endlich, endlich! Es ist da!" Ilse Gottschalk strahlt, als sie den Frauen vom Plauderclub die Tür öffnet. „Bitte – erst die Hände waschen, bevor ihr es begrüßt."

Die Frauen treten ein und bleiben ehrfürchtig stehen.

„Oh!", entfährt es Marta.

„Ist das schön!", haucht Hilde. „Sehr edel, Ilse. Du hast Geschmack, meine Liebe."

Ilse wird leicht rot. „Danke. Nun setzt euch doch – aber bitte noch nicht auf das neue Sofa."

„Ich dachte, wir sitzen es heute ein", sagt Hilde etwas enttäuscht. In der Hand hält sie einen schlichten Topfkuchen. „Die Krümel kann man einfach aus den Polstern klopfen. Die machen keine Flecken." Sie stellt den Kuchen auf den Beistelltisch.

„Hilde, bitte! Das ist ein echtes Chesterfield!", rügt Ilse. „Da wird kein Topfkuchen drauf gegessen, höchstens ein Tässchen englischer Tee getrunken – und zwar vorsichtig."

Elke geht etwas in die Knie, um das Sofa genauer zu begutachten. „Diese leicht geschwungene Rückenlehne mit den Knopfheftungen. Und die dekorativen Ziernähte! Ein zeitloses Design!"

Die anderen Frauen gehen ebenfalls etwas in die Knie und kneifen die Augen zusammen, um das Sofa noch besser inspizieren zu können.

„So edel!", haucht Marta.

„Ein echter Klassiker!", nickt Elke. „Was sagen deine Kinder dazu? Sind sie sehr traurig, weil sie jetzt kein Erbe mehr bekommen?"

„Ach, Quatsch", winkt Ilse ab. „Ich hab's gebraucht gekauft. Und den Preis runtergehandelt. Heute kommt jemand und holt das alte Sofa ab. Das ist völlig durchgesessen. Das hier – das hält ewig."

„Wie wir!", ruft Marta vergnügt und greift nach dem Tablett mit den fünf gefüllten Sektgläsern. „Ilse, auf dich! Und auf deinen Lebenstraum! Cheers!" Die Frauen prosten sich zu.

„Ich kann nicht mehr stehen", seufzt Hilde. „Und den Topfkuchen will ich auch nicht umsonst mitgebracht haben."

„Dann rücken wir die Stühle um den Beistelltisch", schlägt Hanni vor.

Kurze Zeit später sitzen alle in einem Halbkreis vor dem neuen Sofa. Die Handarbeiten bleiben heute in den Taschen – denn die Frauen brauchen beide Hände, um Tee und Sekt zu trinken, Topfkuchen zu essen und die Krümel vom Schoß zu fegen.

„Das Sofa sieht sehr englisch aus. Very british", findet Hilde. „Ich kann mir richtig vorstellen, wie König Charles zur Tür hereinkommt und darauf Platz nimmt."

„König Charles? Mit seinen Segelohren? Hier bei uns?", prustet Ilse los. „Du kommst auf Ideen!"

Da klopft es an der Tür.

„Das ist bestimmt Herr Meister. Er wollte mir die Zeitung bringen", sagt Ilse. „Die Tür ist offen!", ruft sie.

Doch herein kommt nicht Herr Meister, sondern ein Mann im blauen Arbeitsanzug.

Ilse blickt verwirrt.

„Na, das Sofa! Ich soll hier ein altes Sofa abholen." Der Mann geht direkt auf das neue Chesterfield zu, setzt sich drauf und meint anerkennend: „Das ist doch noch gut. Schöne Qualität."

Ilse fällt fast in Ohnmacht. „Nicht hinsetzen!", schreit sie. „Das ist mein neues Sofa! Das alte steht draußen auf der Terrasse!"

Der Mann springt erschrocken auf. „Entschuldigung! Ich dachte ... also ... so ein schönes Chesterfield ..." Verlegen streicht er über den Sofabezug.

Ilse atmet tief durch. „Ist schon gut. Möchten Sie sich setzen? Aber nicht auf das Sofa. Ich hole Ihnen einen Stuhl. Mögen Sie ein Stück Topfkuchen?"

„Gerne", freut sich der Mann und setzt sich. Die Frauen vom Plauderclub und der Möbelmann – der sich inzwischen als Charly vorgestellt hat – sitzen noch lange vor dem Sofa. Sie trinken Tee, plaudern, und keiner wagt es, das neue Möbelstück zu berühren.

„Eigentlich wäre es schade, auf dem neuen Sofa zu sitzen. Dann könnten wir es nicht mehr ansehen", meint Ilse irgendwann.

„Es wäre aber auch schade, das schöne Sofa nicht zu nutzen, denn dafür wurde es gemacht", erwidert Elke.

„Recht hast du!", ruft Marta. „Wollen wir es einsitzen?"

Ilse zögert. Dann nickt sie entschlossen. „Ja. Jetzt ist es so weit. Wir sitzen es alle gemeinsam ein."

„Wer darf zuerst?", fragt Hilde.

„Wenn ich ‚alle' sage, dann meine ich auch alle", antwortet Ilse verschmitzt.

Fünf Minuten später sitzen Elke Federmann, Hilde Burmester, Marta Müller, Hanni Ottesen und Charly wie die Hühner auf der Stange auf dem neuen Sofa.

„Und ich?", fragt Ilse aufgeregt. „Wo soll ich hin?"

Die Frauen und Charly klopfen einladend auf ihre Beine. Und Ilse wäre nicht Ilse, wenn sie sich nicht vorsichtig und lachend quer über die Beine ihrer Freunde auf ihr neues, schönes Sofa legen würde.

DAS NEUE SHAMPOO

Elke Federmann steht vor dem Spiegel und versucht, mit einer Hand ihre Kurzhaarfrisur in Form zu bringen. „Jedes Lachen eine neue Falte, und jeden Tag weniger Haare", murmelt sie.

„Ach was", meint Marta Müller trocken, ohne von ihrer Häkelarbeit aufzublicken. „Das Leben ist Veränderung."

„Aber doch bitte nicht so!", ruft Elke empört und streckt sich selbst die Zunge im Spiegel heraus. Schließlich setzt sie sich an den Tisch. „Wenigstens ist der Kuchen frisch und nicht von gestern", lacht sie schon besser gelaunt und nimmt sich ein Stück von der Zitronenrolle.

„Die geht direkt auf die Hüfte", grinst Hanni Ottesen und greift ebenfalls zu.

Elke seufzt: „Dicke Hüften machen mir nichts. Aber dass meine Haare immer dünner werden – das ist deprimierend."

Da klopft es an der Tür. Frau Aygül, die freundliche Mitarbeiterin der Hausverwaltung, kommt herein. „Entschuldigen Sie die Störung! Ist Frau Federmann hier?"

„Hier!", meldet sich Elke.

„Gut, dass ich sie finde!", meint Frau Aygül. „Die Hausfriseurin macht sich Sorgen – Sie hatten heute Vormittag doch einen Termin."

„Och", winkt Elke ab. „Den Friseurtermin hatte ich abgesagt. Für meine drei Haare lohnt sich der Aufwand nicht."

Frau Aygül lacht. „Aber Frau Federmann, Sie haben doch so schönes Haar!"

„Früher vielleicht", seufzt Elke. „Mittlerweile sind meine Haare ganz dünn und viele sind ausgefallen. Aber Sie haben gut reden – mit Ihrem dichten und kräftigen Haar."

Frau Aygül errötet und fährt sich nervös durch ihre wirklich beeindruckende Lockenpracht. „Ich benutze ein sehr gutes Shampoo. Das sollten Sie mal testen. Es ist ein Volumenshampoo, mit dem Besten aus der Natur. Ich schreibe Ihnen den Namen auf, dann können Sie es sich besorgen."

Sorgfältig schreibt Frau Aygül etwas auf einen Zettel und legt ihn vor Elke auf den Tisch. „So, dann zwitschere ich mal wieder ab in mein Büro und sage der Friseurin, dass es wohl nur ein Missverständnis beim Absagen des Termins gab. Auf Wiedersehen!"

Kaum ist sie gegangen, greift Ilse Gottschalk nach dem Zettel und liest laut vor: „Volumenglanz. Das Shampoo für die reife Frau. 38 Euro."

„Oha", murmelt Hanni. „Ein stolzer Preis."

„Lächerlich, diese Werbeversprechen!", schimpft Hilde. „Damit werden Frauen schon seit der Erfindung von Schönheitsprodukten hinters Licht geführt. Das sollte Frau Aygül aber wissen. Menschen mit dieser Haarpracht haben vor und nach Nutzung dieses Shampoos tolle Haare. So einfach ist das."

„Und Frau Aygül glaubt tatsächlich, dass ich mir für so viel Geld etwas kaufe, das sowieso nichts bringt?", fragt Elke kopfschüttelnd.

Da blitzen Ilses Augen auf. „Ich habe eine Idee!", schmunzelt sie und geht in ihr Schlafzimmer.

Wenig später kommt sie mit einer geheimnisvollen Tüte zurück. „So, hiermit werden wir gleich viel Spaß haben und Frau Aygül etwas auf die Sprünge helfen."

Sie greift in die Tüte, dreht den Frauen ihren Rücken zu und raschelt herum. Mit einem lauten „Tada!" dreht sich Ilse schließlich wieder herum – und hat einen riesigen Schnauzbart unter der Nase. Die Frauen jubeln vor Lachen.

„Und es sind noch viel mehr Schätze in der Tüte", sagt Ilse. Und als Hilde dann noch eine übergroße Brille aus der Tüte kramt und Frau Schulze nachäfft, die die Frauen vom Plauderclub immer wieder überreden möchte, im „Haus-am-Park-Chor" zu singen, gibt es kein Halten mehr. Tränen laufen ihnen übers Gesicht als Hilde flötet: „Sie haben eine bezaubernde Sopranstimme! Und genau so eine brauchen wir in unserem Chor. Kommen Sie doch zu einer Schnupperstunde!"

Als sich das Lachen gelegt hat, sagt Ilse verschmitzt: „Und jetzt kommt der eigentliche Plan."

Eine halbe Stunde später stehen die Frauen vom Plauderclub vor dem Büro von Frau Aygül. Elke klopft an. „Herein", hören sie die Stimme von Frau Aygül. Hilde hält die Tür auf und Elke schreitet hinein.

Dichtes, schwarzes Haar fällt Elke in Wellen über die Schultern. Frau Aygül schaut sie fassungslos und mit weit aufgerissenen Augen an.

„Ich wollte mich nur kurz bei Ihnen bedanken, Frau Aygül. Das Shampoo hat sehr gut gewirkt. Einfach toll!"

Hinter der Tür kichern die anderen Frauen. Sie können ihr Lachen nicht mehr unterdrücken. Frau Aygül braucht noch einen Moment, bis sie bemerkt, dass Elke eine Perücke trägt. „Frau Federmann, Sie haben mich wohl nicht ernst genommen. Ich wollte Ihnen wirklich einen Tipp geben", lacht sie schallend.

„Das haben Sie ja auch, meine Liebe", zwinkert Elke ihr zu und schüttelt die lange Perücke. „Und jetzt gebe ich Ihnen auch einen Tipp: Bevor man für 38 Euro auf Werbeversprechen hereinfällt, lädt man für das Geld lieber seine Freundinnen ins Eiscafé ein. Kommen Sie mit, Frau Aygül? Wir würden uns freuen!"

Frau Aygül erhebt sich vom Schreibtisch. „Ja, wenn Sie meinen, Frau Federmann – sehr gerne."

DER 1. APRIL

Die Frauen vom Plauderclub sitzen gemütlich beisammen. Die Stricknadeln klappern, die Häkelnadeln klimpern und die Frauen reden fröhlich durcheinander. Auf dem Tisch steht ein saftiger Karottenkuchen, der nach und nach verschwindet. Ab und zu schenkt sich eine der Damen Kaffee nach.

„Der schmeckt richtig gut, dein Karottenkuchen", lobt Marta, während sie genüsslich ein Stück kaut.

„Danke", sagt Hanni stolz. „Er ist auch sehr gesund. Es heißt ja, dass Möhren gut für die Sehkraft sind."

„Bei mir wirkt er schon!", ruft Hilde und lacht. Sie zeigt auf Hanni, die nichtsahnend einen Sahneklecks mitten auf der Bluse trägt. „Ich sehe eine neue Brosche. Wirklich sehr hübsch."

Hanni versucht, den Sahnefleck mit der Serviette abzutupfen. Dadurch wird er aber nur noch größer.

„Ach egal“, murmelt sie und legt die Serviette weg. „Wir sind ja unter uns.“

Da klopft es an der Tür, und Rita, eine der Pflegekräfte, kommt herein. Sie wirkt gehetzt.

„Frau Gottschalk, habe ich das Blutdruckmessgerät heute Morgen bei Ihnen liegen lassen?“, fragt sie und klingt dabei, als stehe sie kurz vor einem Nervenzusammenbruch

„Nein“, sagt Ilse. „Das hätte ich schon bemerkt.“

Rita blickt sich hilflos im Zimmer um. „Heute geht aber auch alles schief ...“, haucht sie.

Ilse legt ihr beruhigend die Hand auf den Arm und führt sie sanft zum Sofa. „Sie sehen blass aus, Rita. Setzen Sie sich erst mal. Möchten Sie ein Glas Wasser? Oder lieber einen Kaffee? Kuchen hätten wir auch im Angebot. Möhrenkuchen – mit Sahne.“

Rita plumpst auf das Sofa. Sie seufzt. „Ein Glas Wasser, bitte. Ohne Sahne.“

Ilse reicht ihr das Glas. „Was ist denn los, Rita?“

„Ach“, winkt Rita ab, „der Tag fing schon damit an, dass jemand Salz in den Zuckerstreuer gefüllt hatte, der Kaffee ungenießbar war und ich dann ohne Kaffee losmusste. Im Autoradio kam die Durchsage, dass rund um den Marktplatz alle Straßen gesperrt seien, weil dort der Bundeskanzler mit der Bürgermeisterin zu jeder vollen Stunde Ballett tanzen würde. Ich bin daraufhin einen Riesenumweg gefahren und kam zu spät zur Arbeit. Und als Krönung lag auf dem Schreibtisch ein Zettel für mich, auf dem stand: ‚Frau Otter bittet um Rückruf. Dringend!' – und dahinter eine Telefonnummer. Ich rufe dort also an und wen habe ich an der Strippe? Den Zoo! War das peinlich!"

Die Frauen brechen in Lachen aus, auch wenn Rita ihnen sichtlich leidtut. Hilde legt fürsorglich ihr Strickzeug weg und setzt sich neben sie.

„Ach Rita, haben Sie einmal auf den Kalender geschaut? Heute ist der 1. April!", sagt sie mit tröstender Stimme.

Rita atmet hörbar aus. „Oh nein. Schon wieder vergessen! Jedes Jahr dasselbe. Na, wenigstens weiß ich nun, was los ist." Rita lehnt sich auf dem Sofa zurück.

„Willkommen im Club", sagt Marta. „Meine Kinder haben früher zum 1. April immer Zahnpasta unter die Türklinken geschmiert. Ich hab's jedes Mal erst gemerkt, wenn es zu spät war."

Hanni beginnt zu kichern. „Wisst ihr noch, als ich im letzten Jahr ins Schuhgeschäft gegangen bin, um meine neuen Hausschuhe umzutauschen? Plötzlich waren sie viel zu klein! Bis die Verkäuferin das zusammengeknüllte Taschentuch aus der Schuhspitze gezogen hat, das mir jemand unbemerkt vorn hineingeschoben hatte. April, April! Sehr lustig."

„Als ich klein war", fängt Elke an, „hat meine Oma mich am 1. April in einen Handarbeitsladen geschickt – mit dem Auftrag, karierte Nähseide zu kaufen. Die Verkäuferin konnte sich vor Lachen kaum noch auf den Beinen halten."

„Ich hatte meiner Mutter am 1. April die Ärmel ihres Nachthemdes zusammengenäht. Das fand sie gar nicht lustig", lacht Ilse.

„Schaut mal", flüstert Hanni plötzlich und zeigt auf das Sofa. „Rita ist eingeschlafen."

„Die Arme ist völlig erschöpft von den vielen Erlebnissen", meint Marta leise.

„Dabei ist der Tag noch nicht zu Ende", grinst Hanni. Sie nimmt die Uhr von der Wand und stellt sie um zwei Stunden vor. Dann weckt sie Rita sanft. „Rita … aufwachen."

Rita öffnet die Augen und blickt verwirrt in die Runde. „Was ist los? Bin ich eingeschlafen? Entschuldigen Sie bitte!"

„Das macht nichts", sagt Ilse betont ernst, „es ist nur schon 18:30 Uhr. Wir kommen gerade vom Abendessen und dachten, Sie hätten jetzt Feierabend und möchten nach Hause."

Rita springt auf. „Oh Gott, ich muss sofort los!"

Da beginnen die Frauen zu lachen und zeigen Rita ihre Armbanduhren. „Das war der Abschlussstreich für heute, Rita. Sie haben noch genug Zeit, um einen Kaffee bei uns zu trinken und ein Stück Möhrenkuchen mit Sahne zu genießen."

Rita blinzelt leicht, dann muss auch sie lachen. „Ich glaube, jetzt brauche ich wirklich ein Stück Möhrenkuchen. Mit Sahne."

DIE BLUMEN

Gemütlich sitzen die Frauen vom Plauderclub im Wohnzimmer von Ilse Gottschalk. Die Kaffeetafel ist gedeckt – und heute steht ein Gedeck mehr als sonst bereit.

„Ob er wirklich kommt? Der Herr Wittenberg?", fragt Hilde und mustert das leere Gedeck.

„Na klar, warum nicht?", antwortet Ilse und schenkt sich in aller Ruhe Tee ein.

Elke blickt von ihrer Stickerei auf. „Ich glaube, er traut sich nicht."

„Doch", meint Hanni zuversichtlich. „Der wird schon kommen."

In diesem Moment klopft es – allerdings nicht an der Wohnungs-, sondern an der Terrassentür. Zwei kleine Gesichter drücken sich von außen an die Fensterscheibe – mit platten Nasen und großen Augen.

„Ach, die Kinder“, seufzt Ilse, als sie die Abdrücke auf der Scheibe sieht. „Dabei habe ich gestern erst die Fenster geputzt.“ Sie öffnet die Tür zur Terrasse. „Jan, Laura, heute habe ich keine Zeit, meine Lieben. Ich habe Besuch.“

„Tante Ilse? Dürfen wir auf deiner Terrasse mit den Blumen spielen?“, fragt der kleine Junge hoffnungsvoll.

Ilse überlegt kurz. „Na gut. Aber passt bitte auf, dass die Töpfe nicht umfallen und kaputtgehen. Sonst machen die Blumen lange Gesichter.“ Sie schließt die Tür und zieht sicherheitshalber die Gardine zu. „Herr Wittenberg soll nicht denken, dass ich meine Fenster nicht putze“, sagt sie halb im Ernst und halb im Scherz.

Marta nimmt sich ein großes Stück Sachertorte. „Also, wenn er die verpasst …“, murmelt sie mit vollem Mund, „dann tut er mir leid.“

„Ich bin mir nicht sicher, ob Herr Wittenberg überhaupt kommt“, gibt Hilde zu bedenken. „Er scheint selbstbewusst zu sein, wenn er auf den Festen Akkordeon spielt, aber privat wirkt er eher zurückhaltend. Besonders, wenn du in der Nähe bist, Ilse!“

Hanni zwinkert ihr zu. „Wie hast du ihn überhaupt eingeladen? Ein Mann braucht schon viel Mut, um sich fünf lustigen Plauderweibern zu stellen.“

Marta hebt die Gabel. „Falls er doch nicht kommt … darf ich dann sein Stück Torte …?"

In diesem Moment scheppert es auf der Terrasse. Ilse fährt erschrocken hoch, eilt zur Terrassentür und zieht die Gardine beiseite. Erst wird sie blass, dann rot. Sie reißt die Tür auf.

„Nichts passiert, Tante Ilse!", ruft Laura schnell. „Den Blumentopf, den kann mein Papa kleben."

Ilse schaut auf die Scherben. „Spielt bitte woanders weiter, Kinder. Nicht, dass sich sonst noch jemand an den Scherben verletzt."

„Okay", sagen die beiden Kinder und senken schuldbewusst die Köpfe.

„Moment mal!", ruft Ilse. „Wo sind denn die Blumen hin?"

Die Kinder zögern. „Weg", murmelt Laura schließlich. „Wir haben Blumenladen gespielt", erklärt Jan weiter.

Ilse ringt nach Luft. „Ihr habt die Narzissen ausgepflückt? Und die Tulpen? Und die Hyazinthen?!" Ihr Blick schweift über die Terrasse. „Wo sind sie jetzt?"

„Verkauft", sagen die Kinder im Chor. „Wir haben ja Blumenladen gespielt", klärt Jan auf, „und dann kam sogar ein Kunde und wollte einen ganzen Strauß Blumen kaufen." Der Junge streckt Ilse feierlich einen Fünfeuroschein hin. „Bezahlt hat er auch!"

Ilse weiß nicht, ob sie lachen oder weinen soll. Da man mit Lachen meist besser durchs Leben kommt, entscheidet sie sich dafür. „Ach Kinder, ihr macht aus Spiel gleich Ernst." Sie gibt ihnen das Geld zurück. „Dann geht jetzt zur Eisdiele und gebt euren Lohn aus."

Die Kinder strahlen, laufen davon. Ilse schließt hinter ihnen die Tür und lacht kopfschüttelnd. „So etwas … so etwas ist mir wirklich noch nie passiert."

Da klopft es erneut. Diesmal an der Wohnungstür.

Ilse öffnet – und da steht er. Herr Wittenberg. Er macht eine Verbeugung, die Hände hinter dem Rücken. „Gnädigste Frau Gottschalk. Ich danke Ihnen sehr für Ihre Einladung." Dann streckt er ihr einen dünnen Strauß Blumen entgegen. „Leider hatte der Blumenladen geschlossen", sagt er entschuldigend. Darum ist der Strauß ein wenig … schlicht."

Ilse kommen die Blumen sehr bekannt vor. Vor nicht allzu langer Zeit sind sie noch in den Töpfen auf ihrer Terrasse gewachsen. Sie muss laut lachen. „Kommen Sie herein, Herr Wittenberg. Legen Sie ab und setzen Sie sich."

Im Wohnzimmer stellt sie den Strauß in eine Vase und sagt augenzwinkernd: „Schaut mal, was Herr Wittenberg mitgebracht hat!"

„Sehr schön", nicken die Frauen anerkennend und schmunzeln.

„Was du säst, wirst du ernten!", verkündet Marta und alle lachen laut – selbst Herr Wittenberg, obwohl er nicht recht versteht, was daran so komisch sein soll.

DAS SPARGELESSEN

An diesem Donnerstag treffen sich die Frauen vom Plauderclub nicht wie gewöhnlich bei Ilse Gottschalk in Apartment 6, sondern in der nahegelegenen Gaststätte. Es ist Spargelzeit – und das „Haus am Park" veranstaltet traditionell ein gemeinsames Spargelessen für seine Bewohner. Dieses Jahr spielt das Wetter mit und die reservierten Tische stehen auf der großen Terrasse der Gaststätte mit Blick auf Wiesen und Felder.

„Wo andere Urlaub machen …", stellt Hanni fest und setzt sich zufrieden an einen der Tische.

„Ja, wir haben es gut", meint auch Marta.

Hilde, Ilse und Elke hängen ihre Handtaschen über die Rückenlehnen der Stühle und nehmen ebenfalls Platz. „Wie schön, dass wir zusammensitzen", sagt Ilse fröhlich.

Zu ihnen gesellen sich Herr Morgenstund und Herr Meister. Schließlich wird auch Frau Culemann im Rollstuhl herangeschoben.

„Jetzt wird gespargelt!", ruft Herr Meister laut und klatscht in die Hände.

Die Bedienung erscheint mit einem Lächeln. „Guten Tag, die Herrschaften. Das Spargelmenü ist bereits in Vorbereitung. Haben Sie noch besondere Getränkewünsche?"

Marta schüttelt den Kopf. „Nein, danke", sagt sie. „Der Spargel treibt schon ordentlich. Da werde ich sowieso dauernd auf der Toilette verschwinden."

Hilde weiß Bescheid. „Das ist gesund, Marta. Spargel entwässert, entgiftet und steckt voller Vitamine und Mineralstoffe. Außerdem ist er gut für die Verdauung."

„In erster Linie ist Spargel lecker", meint Hanni.

„Vor allem die Köpfe, also die Spargelspitzen", schwärmt Marta verträumt. Sie schließt genüsslich die Augen. „Dieser leicht süßliche Geschmack … und so zart."

„Und außerdem", ergänzt Hilde, „sind die meisten Nährstoffe in den Spargelspitzen."

Marta lacht leise. „Ach, dann sind sie ja wirklich das Allerbeste vom Spargel. Ich esse sie immer zuletzt. Das hat schon meine Mutter gemacht: Das

Beste zum Schluss. Die Spargelköpfe werden abgeschnitten, zur Seite gelegt und ganz am Ende als Krönung von allem genossen."

„Heiß und fettig!", ruft der Kellner und stellt Schüsseln mit dampfenden Kartoffeln, Sauce hollandaise und frisch gekochtem Spargel auf den Tisch.

Herr Meister reibt sich die Hände. „Dann kann es ja losgehen."

Die heitere Gesellschaft genießt all die Köstlichkeiten, klappert laut mit dem Besteck und reicht die Schüsseln hin und her. Am Ende sind alle restlos zufrieden und einer Meinung: Die Spargelzeit ist die schönste Zeit im Jahr! Die Senioren sitzen vor den leeren Tellern, die Sonne scheint und es riecht nach Frühling.

Herr Morgenstund faltet die Hände und legt sie auf seinen prall gefüllten Bauch: „Nach dem Essen sollst du ruh'n oder tausend Schritte tun", sagt er weise. „Ich entscheide mich für das Ruhen." Er lehnt sich auf seinem Stuhl zurück und schließt lächelnd die Augen.

„Ich nicht!", erwidert Marta und steht auf. „Bei mir geht es schon los. Ich muss auf die Toilette." Sie schnappt sich ihren Rollator und macht sich auf den Weg.

Hanni bestellt noch ein Gläschen Weißweinschorle, während das Personal beginnt, die leeren Schüsseln und Saucieren abzuräumen.

Herr Morgenstund öffnet die Augen und blinzelt. Sein Blick fällt auf Martas Teller. Er blinzelt erneut, dann schüttelt er leicht den Kopf. „Also so etwas", murmelt er.

Am Tellerrand, hübsch aufgereiht, liegen sechs perfekte Spargelspitzen.

„Das Beste", denkt Herr Morgenstund, „mag sie wohl nicht."

Ein kurzer Moment des inneren Ringens – dann siegt das Verlangen. „Für so etwas Gutes ist immer noch Platz im Magen", denkt er, piekst mit seiner Gabel eine Spitze nach der anderen auf und schiebt sie sich genüsslich in den Mund.

Kurze Zeit später kehrt Marta zurück. „So", sagt sie und setzt sich zufrieden. „Jetzt zur Krönung." Sie greift zur Gabel – und erstarrt. „Wo … wo sind meine Spargelspitzen? Ich esse das ganze Zeug doch nur, um am Ende die Köpfe zu genießen!" Marta ist empört.

Hilde erwidert: „Wer soll denn hier Spargelspitzen stehlen? Also so etwas habe ich noch nie gehört, Marta."

Herr Morgenstund räuspert sich leise. Seine Wangen röten sich. Dann hebt er langsam die Hand. „Frau Müller“, sagt er verlegen, „ich … ich muss Ihnen etwas gestehen.“

Marta dreht sich zu ihm um.

„Ich war das. Ich habe die Spargelspitzen gegessen. Ich dachte, Sie mögen sie nicht … Ich konnte nicht widerstehen. Es tut mir wirklich sehr leid. Wie kann ich das wiedergutmachen?“

Marta schnappt nach Luft. Sie dreht sich wortlos zur Seite. Ihre Freundinnen legen tröstend die Hände auf ihre. Herr Morgenstund blickt schuldbewusst in die Runde.

Dann hellt sich plötzlich sein Gesicht auf. „Ich habe eine Idee! Sie treffen sich doch donnerstags immer zum Kuchenessen und Handarbeiten. Ich backe Ihnen etwas. Eine herzhafte Spargeltorte! Frischer Spargel, cremige Füllung, ein zarter Teigboden … Das schmeckt wirklich wunderbar – warm oder lauwarm serviert. Ich bringe Ihnen nächste Woche eine Torte zum Plauderclub-Treffen. Was meinen Sie, Frau Müller?“

Marta beginnt zu lächeln. „Herr Morgenstund, das klingt sehr lecker. Ein nettes Angebot von Ihnen.“

Die Frauen vom Plauderclub nicken zustimmend. „Ja", sagt Hanni, „aber dann müssen Sie auch ein Stück mit uns essen, Herr Morgenstund!"

„Abgemacht!" Herr Morgenstund ist erleichtert. „Dann am Donnerstag um 15 Uhr! Ich freue mich! Und ich werde auch keine Tortenreste von Ihrem Teller essen, Frau Müller. Versprochen!"

Die Frauen lachen und alle freuen sich auf die Spargeltorte.

DIE NEUE TERRASSE

Es ist ein Donnerstagnachmittag mitten im schönsten Frühling. Das Fenster bei Ilse Gottschalk steht weit offen und die Damen vom Plauderclub genießen die warme Luft und das Vogelgezwitscher. Mitten auf dem gedeckten Kaffeetisch thront ein frisch gebackener Rhabarberkuchen. Ilse schlägt noch schnell die Sahne in der Küche.

„Ich freue mich schon sehr auf das erste Stück Rhabarberkuchen in diesem Jahr", sagt Elke und beginnt zu sticken.

„Ich auch!", schwärmt Marta. „Früher hatten wir eigenen Rhabarber im Garten. Wir haben ihn geerntet und zu allem Möglichen verarbeitet – Marmelade, Kompott, Kuchen … und sogar Limonade."

Die Frauen nicken anerkennend.

„Heutzutage kaufe ich alles im Supermarkt und freue mich, wenn ich wenigstens einmal im Jahr einen Rhabarberkuchen backen kann", seufzt Marta.

„Ja, die Zeiten ändern sich", sagt Elke.

„Aber bitte mit Sahne!", flötet Ilse fröhlich, als sie mit einer großen Schale frisch geschlagener Sahne hereinkommt.

Die Frauen legen ihre Handarbeitssachen zur Seite und bedienen sich.

Plötzlich durchbricht lautes Hämmern von draußen die gemütliche Stimmung. Ilse verzieht das Gesicht und schließt rasch das Fenster. „Diese Bauarbeiten machen mich heute noch wahnsinnig."

„Was wird denn gebaut?", fragt Hanni und späht neugierig hinaus.

„Ach, die reparieren etwas an meiner Terrasse", grummelt Ilse. „Dabei ist nichts kaputt. Das habe ich denen schon heute Morgen um sieben Uhr erklärt."

„Und sie machen trotzdem weiter?", Hanni schüttelt verständnislos den Kopf. „Das solltest du im Büro melden!"

„Vielleicht ist etwas wegen einer Leitung im Boden. Dann muss es ja gemacht werden", winkt Ilse ab und nimmt sich ein zweites Stück Kuchen. „Marta, dein Kuchen ist wirklich ein Gedicht", schwärmt sie.

„So locker, so saftig, dieser feine säuerliche Geschmack …"

„Ja, wirklich!", pflichten die anderen Frauen ihr bei.

Marta lächelt bescheiden: „Wenn es euch schmeckt, bin ich zufrieden."

Doch kaum sind ihre Worte verklungen, da rattert plötzlich ein Presslufthammer los. Elke zuckt erschrocken zusammen und verschluckt sich am Kaffee. „Das klingt ja schlimmer als beim Zahnarzt!"

„Also, jetzt reicht es mit dem Lärm!" Hanni steht entschlossen auf und eilt zur Terrassentür. Sie öffnet sie und winkt den beiden Bauarbeitern zu, die daraufhin ihre Arbeit einstellen.

„Brauchen Sie Hilfe?", fragt einer der Männer freundlich mit starkem Akzent.

„Guten Tag", setzt Hanni laut und bestimmt an. „Was machen Sie denn hier auf der Terrasse meiner Freundin? Wer hat Sie beauftragt?"

„Ja, ja! Alles gut, wird alles sehr schön!", ruft der zweite Arbeiter lächelnd. „Bald fertig. Dann alles wunderschön."

„Aber wer hat Sie denn beauftragt?", fragt Hanni erneut.

„Büro!", rufen die beiden Männer. „Chef kommt gleich auch, gleich fertig, meine Dame!"

Hanni schließt etwas verwirrt die Tür. „Ilse, das wird richtig schick bei dir. Schau dir das mal an."

Neugierig steht Ilse auf, tritt zur Tür – und erstarrt. Dort, wo bis vor kurzem noch der alte, unebene Terrassenboden lag, glänzen nun sorgfältig verlegte Holzplanken. Eine elegante, ausfahrbare Markise erstreckt sich über den neu gestalteten Bereich.

„Braucht zufällig jemand meinen alten Sonnenschirm?", murmelt Ilse vor sich hin.

Die übrigen Frauen drängen sich an die Tür.

„Ilse, das sieht fantastisch aus!", ruft Hilde begeistert. „Das wurde auch Zeit! Die Terrasse sieht großartig aus! Ein neuer Boden und so eine hübsche Markise. Jetzt können wir schon bald unseren Plauderclub nach draußen verlegen."

Da erscheint ein Mann auf der Terrasse. „Hallo Chef", begrüßen ihn die Arbeiter. Zufrieden blickt er über die Terrasse, dann entdeckt er Ilse und winkt ihr gut gelaunt zu.

Noch ehe Ilse ein Wort sagen kann, legt der Chef los: „Fertig, schon fertig. Die Jungs haben saubere Arbeit geleistet, finden Sie nicht?! Ihre Terrasse wird optisch aufgewertet und Sie haben wieder einen sicheren Tritt. Sie haben eine gute Wahl getroffen, das muss ich schon sagen! Die neuen Randsteine werden morgen geliefert, dann kümmern sich die Gärtner um die Begrünung."

Ilse erwacht aus ihrer Schockstarre und flüstert: „Die Terrasse sieht großartig aus. Von so einer Terrasse konnte ich bisher nur träumen, aber ..."

Der Chef fällt ihr ins Wort: „Sehen Sie, andere träumen davon – und bei Ihnen ist heute der Traum in Erfüllung gegangen."

„Wer hat das denn beauftragt?", fragt Ilse.

„Die Hausleitung vom ‚Haus am Park'. Sie hat uns schon vorgewarnt, dass Sie den Termin möglicherweise vergessen haben."

Da klopft es laut an der Wohnungstür und Frau Aygül aus der Verwaltung kommt panisch und blass um die Nase herein. „Frau Gottschalk! Es tut mir so leid! Es war ein Versehen! Die Handwerker sollten eigentlich die Terrasse von Herrn Schneider neu machen! Und jetzt das hier!"

Der Chef wird nun auch ganz blass. Einen Moment ist es ganz still. Dann beginnen die Frauen vom Plauderclub leise zu kichern. Nach und nach verwandelt sich das Kichern in lautes Gelächter.

Doch Ilse bleibt gelassen. Sie bittet alle auf die Terrasse, blickt dann ernst in die Runde – und sagt mit einem schelmischen Lächeln: „Also, ich hätte da einen Vorschlag ... Es wäre eine Schande, diese schöne Terrasse wieder abzureißen. Das wäre jammerschade um die schöne Arbeit."

Die Arbeiter nicken. „Jammerschade", wiederholt der eine und wischt sich den Schweiß von der Stirn.

„Deshalb möchte ich Ihnen vorschlagen, dass wir alles so lassen, wie es ist, und ich möglicherweise einen kleinen Preisnachlass bekomme."

Der Chef nickt. „Selbstverständlich werden wir uns da einig werden", meint er erleichtert.

„Dann", sagt Ilse fröhlich, „holen wir jetzt den großen Gartentisch und die Stühle. Ich würde sagen, wir weihen das neue Schmuckstück gleich ein. Sie mögen doch Rhabarberkuchen?"

„Und ich hole Herrn Schneider", lacht Hanni, „damit er schon mal sehen kann, wie schön seine Terrasse bald wird!"

Wenig später sitzen die Frauen vom Plauderclub, die Bauarbeiter samt Chef, Frau Aygül und Herr Schneider unter der nigelnagelneuen Markise auf dem frisch verlegten Holzdeck und lassen den sonnigen Frühlingstag mit Kaffee und Rhabarberkuchen ausklingen.

KINDERGEBURTSTAGE

Wie jeden Donnerstag sitzen die Frauen vom Plauderclub auch heute stickend und strickend am gedeckten Kaffeetisch. Heute gibt es Erdbeertörtchen.

„Die schmecken für mich noch immer nach Kindergeburtstag", seufzt Hilde. „Meine Mutter hat sie jedes Jahr zu meinem Geburtstag für mich gebacken. Und ich habe diese Tradition mit meiner Tochter fortgesetzt." Sie kaut genüsslich mit geschlossenen Augen, nimmt dann ihr Strickzeug wieder zur Hand und lässt die Nadeln klappern.

Elke kramt aus ihrer Tasche eine Tafel Schokolade hervor, teilt sie in kleine Stücke und legt sie in eine Schale auf dem Tisch.

„Ich bin schon seit meiner Kindheit der Schokolade verfallen. Manchmal habe ich sogar eine kleine Notfallschokolade in der Handtasche." Genießerisch nimmt sie ein Stück, lässt es langsam auf der Zunge zergehen. „Ich kannte früher alle Schokoladenverstecke meiner Mutter. Und das Schöne am Altwerden ist, dass ich mir selbst Schokolade kaufen und sie essen kann, wann ich möchte", lacht sie. „Und ich schwöre noch immer auf dieselbe Sorte."

Auch Ilse nimmt ein Stück Schokolade. „Bei uns im Osten", beginnt sie, „haben wir Kinder auch viel und gerne genascht. Rotkäppchen-, Fit- oder Rotstern-Schokolade. Die gibt es leider nicht mehr. Das wäre der Geschmack meiner Kindheit." Einen Moment lang schweigen die Frauen. Jede scheint ihren Erinnerungen nachzuhängen.

Plötzlich kichert Marta. „Meine Schwester und ich haben wenig Süßigkeiten bekommen. Aber wir hatten einen Kirschbaum mit richtig süßen, knallroten Kirschen. Oft haben wir uns hinter der Gartenmauer versteckt und Kirschen gegessen, und wenn jemand die Straße entlangkam, haben wir die Kerne auf die Straße gespuckt. Einmal haben wir aus Versehen den Nachbarn getroffen – mitten auf seine weiße Hose. Und der hat dann richtig Ärger gemacht." Sie lacht wieder. „Aber verdient hatte der alte Griesgram das."

Ilse verschwindet in der Küche und kehrt kurz darauf mit einem kleinen Teller frischer, glänzender

Kirschen zurück. Sie stellt ihn vor Marta ab. „Na dann – zeig mal, was du noch kannst!“

Marta legt ihr Häkelzeug beiseite, schnappt sich eine Kirsche, kaut genüsslich, rollt ihre Zunge, atmet tief ein – und mit einem kräftigen Ausatmen fliegt der Kirschkern treffsicher auf ihren Kuchenteller. „Geht noch“, lächelt sie zufrieden.

Hanni nimmt sich zwei Kirschen und hängt sie sich über ein Ohr. „Als Mädchen habe ich mir immer vorgestellt, das wären Ohrringe mit roten Juwelen.“

Hilde nimmt ein zweites Erdbeertörtchen und schwelgt in Erinnerungen: „Wenn meine Mutter nicht im Raum war, haben meine Freundinnen und ich ‚Kuchen essen ohne Hände‘ gespielt. Was für eine Sauerei!“ Plötzlich rutscht Hilde auf ihrem Stuhl nach vorn, legt die Hände auf ihren Rücken, beugt sich hinunter und beißt in ihr Törtchen. Mit rot verschmiertem Mund grinst sie breit in die Runde. „So etwa!“, nuschelt sie mit vollem Mund.

Nun legt Elke ihre Stickerei zur Seite, lässt ein Stück Schokolade über der dampfenden Teetasse leicht schmelzen und bemalt sich die Lippen. „Und wir haben als junge Damen“, säuselt sie in hoher Tonlage, „Schokoladenlippenstifte entworfen und fanden uns umwerfend schick.“ Die Frauen lachen laut auf.

Ilse geht noch mal in die Küche und kommt mit einem Löffel zurück, auf dem sie ein Ei balanciert. „Mit Geschmackserinnerungen kann ich nicht dienen“, kommentiert sie konzentriert, „aber beim Eierlaufen war ich umschlagbar.“ Vorsichtig schreitet sie durch den Raum – da klopft es. Im selben Moment fliegt die Tür auf, stößt gegen ihren Arm, und das Ei landet zermatscht auf dem Parkett.

Ein Rollator schiebt sich ins Zimmer, gefolgt von Frau Isenbrink, Ilses Nachbarin. „Ist jemand zu Hause?“, fragt sie verwirrt. Dann starrt sie in den Raum. Das Bild, das ihr hier geboten wird, wird sie wohl noch lange begleiten: Ein kaputtes Ei auf dem Boden, Elke mit schokoladenverschmiertem Mund, Hilde mit Kuchenresten im Gesicht und Hanni mit baumelnden Kirschen am Ohr.

Für paar Sekunden ist es still. Dann schauen sich die Frauen an – und brechen in schallendes Gelächter aus.

Frau Isenbrink schüttelt den Kopf und setzt sich an den Tisch. „Hier geht's ja zu wie auf einem Kindergeburtstag!“

Ilse reicht ihr eine Tasse Tee und lächelt. „Trinken Sie doch einen Tee mit uns kindischen Frauen. Wir erinnern uns tatsächlich gerade an Kindergeburtstage.“

Frau Isenbrink taucht den Teebeutel ein paarmal in ihre Tasse und schmunzelt: „Da bin ich gerne dabei!" Sie nimmt den Teebeutel aus ihrer Tasse und fragt: „Kennen Sie eigentlich Teebeutelweitwurf?"

DAS POESIEALBUM

„Schaut euch mal an, was ich gestern in meiner Krimskrams-Schublade gefunden habe", sagt Ilse Gottschalk und legt ein kleines, abgegriffenes Buch auf den gedeckten Kaffeetisch.

„Das sieht aus wie ein Tagebuch", stellt Marta fest.

„Oder wie ein Poesiealbum", meint Hanni.

Ilse nickt. „Ganz genau, Hanni! Das ist mein Poesiealbum aus der Volksschule." Sie nimmt das Album und blättert es behutsam durch. Lächelnd schüttelt sie dabei den Kopf. „Diese Glanzbilder! Die kennen die Kinder heutzutage wahrscheinlich gar nicht mehr."

Die Frauen nicken zustimmend.

„Und diese Sprüche erst …", murmelt Ilse, während sie weiterblättert.

„Lies doch mal welche vor!", bittet Elke und schenkt sich eine Tasse Tee ein.

Ilse räuspert sich theatralisch, hält das aufgeklappte Poesiealbum etwas von sich weg und liest mit lauter Stimme: „Rosen, Tulpen, Nelken, alle Blumen welken, nur die eine welket nicht und die, die heißt Vergissmeinnicht. Viele Grüße von deiner liebsten Freundin Clarissa."

Ilse lässt das Buch sinken. „Clarissa!", sagt sie etwas spöttisch. „Die habe ich noch nie gemocht. Aber das Album ging einmal durch die Klasse. Da konnte ich bei Clarissa keine Ausnahme machen."

„Noch einen!", bettelt Hanni.

Ilse blättert weiter. „Oh, hier, von meinem Cousin Bernd: ‚Sei brav wie ein Engel, dann hat man dich lieb, und denk an den Bengel, der dir das hier schrieb.' Ja, das war wirklich ein Bengel, der Bernd. Wir hatten viel Spaß zusammen. Aber wenn ich dabei brav wie ein Engel gewesen wäre, dann wären unsere Streiche nicht halb so lustig gewesen."

Sie blättert weiter. Dann hält sie plötzlich inne. „Endlich einmal ein wahrer Spruch. Hört zu! ‚Liebe Ilse, sei so schlau, werde niemals Ehefrau. Vor der Hochzeit kriegst du Rosen, nach der Trauung flickst du Hosen. Herzliche Grüße, deine Elfi.' Also Elfi ist die Erste, die etwas Schlaues geschrieben hat. Aber der Spruch müsste ihr selbst gelten. Sie war unsere Nachbarin und hat jeden Tag fluchend Hosen geflickt, Socken gestopft und Essen für ihren Mann zubereitet."

Marta lächelt in ihre Häkelarbeit. „Den Spruch mit den Blumen und dem Vergissmeinnicht hatte ich auch in meinem Album."

Hilde seufzt leise: „Ich hatte auch eins. Aber irgendwann habe ich es weggeworfen. Schade eigentlich. Damals hat man sich noch richtig Mühe gegeben – mit Schönschrift und hübschen Bildern oder Zeichnungen ..."

Elke blickt von ihrer Stickerei auf und verkündet: „‚Wenn alle Flüsse rückwärts fließen, wenn alle Hasen Jäger schießen, wenn alle Mäuse Katzen fressen, dann erst will ich dich vergessen.' Das war mein Lieblingsspruch. Von Udo Paul Finkenwald. Er war in meiner Klasse. Ich war ein wenig in ihn verliebt. Und ich glaube, er auch in mich. Der Spruch passte und ich kann ihn noch immer auswendig." Sie lacht in sich hinein und stickt weiter.

„Das ist wirklich ein schöner Spruch", sagt Marta einfühlsam. „Es gibt überhaupt sehr hübsche und kluge Verse. Auf meinem Kalender steht in diesem Monat ein Zitat von der Schriftstellerin Astrid Lindgren: ‚Freiheit bedeutet, dass man nicht unbedingt alles so machen muss wie andere Menschen.' Und deshalb nehme ich mir jetzt noch ein drittes Stück

Himbeertorte." Mit einem Augenzwinkern greift sie zum Tortenheber.

Hanni wird nachdenklich. „Wie wäre es, wenn wir das Poesiealbum wieder in Mode kommen lassen? Wir besorgen uns ein hübsches Buch mit leeren Seiten und dann geben wir es herum. So wie früher."

Die Frauen sind begeistert.

„Dann muss ich noch Glanzbilder auftreiben", gibt Hilde zu bedenken.

„Ach was, das geht auch ohne. Heutzutage gibt es sehr hübsche Aufkleber zu kaufen", sagt Marta bestimmt.

„Oder wir zeichnen selbst", wirft Hanni begeistert ein. „Ich freue mich riesig! Wir könnten auch die anderen Bewohner eintragen lassen … Sabine, Rita, Frau Aygül … vielleicht sogar den Hausmeister, die Bäckereiverkäuferin …"

„Wir benehmen uns wie Schulkinder", lacht Hilde, „aber ich mache mit. Lassen wir das Poesiealbum wiederaufleben!" Dann lächelt sie weise und sagt: „Einen ersten Spruch habe ich schon: ‚Nur wer erwachsen wird und Kind bleibt, ist ein Mensch.' Das hat Erich Kästner gesagt."

DIE FRIKADELLEN

„Ich sitze!", ruft Elke Federmann und lässt sich auf den Sitz des Reisebusses plumpsen.

„Dass wir alle zusammen einen Tagesausflug machen – wer hätte das gedacht?", sagt Marta und strahlt voller Freude. „Und dann noch in die Berge. Herrlich!"

„Im Frühtau zu Berge, wir zieh'n, fallera …", singt Hanni fröhlich.

Die anderen Frauen stimmen mit ein: „Es grünen die Wälder, die Höh'n, fallera …"

Noch ehe die dritte Zeile erklingt, dreht sich eine Dame aus der ersten Reihe bestimmt zu ihnen um. „Können Sie bitte etwas leiser sein? Nehmen Sie Rücksicht auf die anderen Gäste."

Die Frauen vom Plauderclub schauen sich verblüfft an und hören auf zu singen. Der Motor des Reisebusses startet und die Fahrt geht los.

„Sobald ein Reisebus losfährt, habe ich Lust, etwas zu essen. Das war schon immer so", verkündet Ilse. „Und deshalb habe ich gestern Stunden damit verbracht, kleine Frikadellen zuzubereiten. Ich hole sie mal raus." Sie steht auf und will gerade ihre Tasche aus dem Gepäckfach über ihrem Sitz holen, da nimmt der Bus eine scharfe Kurve. Ilse verliert das Gleichgewicht und landet auf dem Schoß eines Herrn, der auf dem Platz neben dem Gang sitzt.

„Hoppla!", ruft der Mann erschrocken. „Können Sie nicht aufpassen?!"

„Entschuldigen Sie bitte", murmelt Ilse und steht schnell wieder auf.

Die Tasche liegt mitten auf dem Gang.

„Ihre Tasche blockiert den Fluchtweg", ruft eine weitere Person aus der hinteren Reihe. „Das ist keine Gepäckablage!"

Ilse hebt die Tasche auf, setzt sich wieder und klemmt sie sich auf den Schoß. Dann holt sie eine große Plastikdose hervor, öffnet sie und ruft trotzig: „Voilà! Selbstgemachte Frikadellen. Greift zu!"

Die Dose wandert reihum. „Lecker!", murmeln die Frauen vom Plauderclub mit vollem Mund.

Für einen Moment kehrt die gute Stimmung zurück.

Bis ein Mann von hinten laut ruft: „Wer packt denn am frühen Morgen schon so ein Essen aus? Das stinkt bis nach hinten! Wenn Sie sich nicht benehmen können, dann sollten Sie besser nicht mit einer Reisegesellschaft fahren, sondern sich einen Privatbus mieten."

Sofort verstummen die Frauen. Ilse schließt die Dose. Die Frikadellen verschwinden wieder in der Tasche. Nur noch Flüstern ist zu hören.

„Falsche Reisegruppe", seufzt Marta leise. „Mit den Miesepetern bis in die Berge ... das kann ja was werden."

Kurze Zeit später hält der Bus an einer Raststätte. „Fünfzehn Minuten Pause!", ruft der Fahrer. „Dann geht's weiter."

Die Frauen vom Plauderclub steigen aus. „Ich muss erstmal auf die Toilette", sagt Marta, klappt ihren Rollator auf und geht los.

„Wir kommen mit!", rufen Elke und Hilde.

„Ich brauche dringend einen Kaffee", sagt Hanni.

„Ich auch", stimmt Ilse zu.

Sie betreten das kleine Stehrestaurant. „Es riecht nach Bratfett und Spätzle. Hanni liest von der Anzeigentafel vor: „Spätzle mit Buletten und Salat, 5,80 Euro."

Ein Mann, der an einem der Stehtische steht, schimpft lauthals: „Die Buletten schmecken nach nichts! Außerdem sind die kalt. Das kann man nicht essen." Wütend wirft er das Besteck auf den Tisch.

Eine junge Angestellte eilt mit hochrotem Kopf herbei. „Entschuldigen Sie bitte. Meine Kollegin ist krank und ich bin heute allein hier. Es ist erst mein zweiter Tag. Ich mache Ihnen sofort eine neue Portion."

„Armes Ding", murmelt Hanni.

Doch Ilse bekommt einen entschlossenen Blick. Ohne ein Wort folgt sie der Angestellten in die Küche.

„Ilse!", ruft Hanni ungläubig – und läuft hinterher.

In der Küche steht Ilse bereits mit einer Schürze vor der riesigen Bratpfanne. Der Duft frisch gewürzter Frikadellen erfüllt den Raum.

„Jetzt gibt es anständiges Essen!", ruft Ilse lachend gegen den Lärm der brutzelnden Pfanne an.

„Der Bus fährt doch gleich ab", bemerkt Hanni besorgt und blickt auf ihre Armbanduhr.

In diesem Moment erscheinen Hilde, Marta und Elke in der Küchentür. „Hier seid ihr! Es geht gleich weiter!"

Ilse schaut die Frauen nur an und grinst. „Wollt ihr wirklich mit dem Miesepeter-Club einen Ausflug machen? Hier ist es doch viel schöner. Und die Frikadellen und Spätzle sind gleich fertig. Deck doch schon mal den Tisch, Natascha." Die Angestellte läuft fröhlich los, um Teller und Besteck zu holen.

Eine halbe Stunde später sitzen die Frauen vom Plauderclub, die Angestellte Natascha und der Mann, der sich mittlerweile als Lutz, der Lkw-Fahrer, vorgestellt hat, vor ihren leeren Tellern. „Lecker war das!", brummt Lutz. Die Frauen nicken.

„Bestimmt besser als im Lokal mit der grimmigen Reisegesellschaft." Die Frauen nicken wieder zustimmend.

„Und sicher dürfen wir hier auch singen", sagt Hanni schelmisch und stimmt erneut „Im Frühtau zu Berge" an.

Natascha dirigiert den fröhlichen Chor mit einer Gabel. „Nur dürfen Sie den Bus heute Abend auf dem Rückweg nicht verpassen", lacht sie. „Sonst müssen Sie auch noch das Abendessen machen."

DAS PENSIONIERTE KLEID

Ilse Gottschalk ist aufgeregt. Es ist Donnerstag – und morgen findet die Urkundenverleihung statt. Zwanzig Jahre lang hat sie ehrenamtlich im Familienzentrum mitgeholfen. Nun hat sie beschlossen, dass es mit Verpflichtungen dieser Art reicht. Für ihr Engagement bekommt sie eine Urkunde von der Stadt verliehen. Ilse findet es übertrieben. Sie ist nach ihrer Pensionierung einfach gern ins Familienzentrum gegangen, um dort mitzuarbeiten: hat ein Mutter-Kind-Café gegründet, Kindern Nachhilfe in Deutsch gegeben. Nicht der Rede wert, findet sie.

Die Frauen vom Plauderclub sitzen in Ilses Apartment und versuchen, ihre Freundin zu beruhigen. Ilse rennt hin und her und verlegt und sucht verschiedene Dinge. „Wo habe ich denn jetzt die neuen Schuhe hingestellt? Ach, hier. Schaut mal – sind sie nicht schön?"

„Sehr schön“, nicken die Frauen, widmen sich weiter ihren Handarbeiten und nippen an ihrem Kaffee.

„Morgen früh noch schnell zum Friseur und nachmittags ist dann die Veranstaltung im Familienzentrum. Ich glaube, die Kinder haben etwas vorbereitet. Und der Bürgermeister kommt auch ... Ich bin ziemlich aufgeregt.“

„Und was ziehst du an?“, fragt Hilde. „Du wirst ja nicht nur in Schuhen gehen.“ Die Frauen lachen.

„Ich habe mir überlegt“, sagt Ilse und setzt sich endlich an den Tisch, „dass ich mein Kleid anziehe, das ich auch bei meiner Pensionierung getragen habe. Wunderschön! Ich hatte es nur noch bei der Hochzeit meiner Großnichte an. Sonst hing es brav im Schrank. Es ist gerade in der Reining; müsste aber jeden Moment kommen. Es müffelte dann doch etwas nach Kleiderschrank.“

Da klopft es an der Tür.

„Das wird Frau Reiners von der Reinigung sein!“ Ilse springt auf, läuft zur Tür und nimmt das in Plastik gehüllte Kleid entgegen. Ehrfürchtig legt sie es ab. „Hier ist es.“

„Dann pack es aus“, bittet Marta.

Langsam und vorsichtig befreit Ilse das Kleid von der Plastikfolie. Sie hält es hoch. „Voilà!“, strahlt sie und hält ein erdbeerrotes, knielanges Kleid vor sich. Die Frauen schauen kritisch.

„Deine Pensionierung war vor zwanzig Jahren", merkt Elke vorsichtig an. „Meinst du, du passt da noch rein?"

Ilse ist empört. „Natürlich!"

Kurze Zeit später steht sie wieder im Wohnzimmer. Im roten Kleid, mit hochrotem Kopf und verkniffenem Gesicht.

Die Frauen klatschen. „Du siehst großartig aus, Ilse!"

Dann dreht Ilse sich um. Der Reißverschluss am Rücken klafft auseinander. Der beigefarbene Hüfthalter quillt heraus.

„Atmen … kann ich nicht so gut", presst Ilse gequält hervor.

Hilde legt ihr Strickzeug beiseite und hilft Ilse aus dem Kleid. Ilse atmet befreit auf. „Danke, Hilde. Ich dachte, ich ersticke."

Die Stimmung wird ernst. „Was mach ich denn jetzt? Ich hatte mich so auf die Verleihung im roten Kleid gefreut."

Die Freundinnen sehen sie mitfühlend an. Dann sagt Marta: „Wie wäre es, wenn wir in die Stadt fahren und dir ein neues Kleid kaufen?"

Ilse denkt nach und schüttelt den Kopf „In der Stadt haben alle Geschäfte zugemacht, die in Frage gekommen wären. Ich wüsste gar nicht, wo ich nach einem Kleid suchen sollte."

„Da hat sie recht", pflichtet Hilde ihr bei. „Das wüsste ich auch nicht."

Die Frauen schweigen betreten.

Plötzlich springt Hanni auf. „Ich hab's! Dass ich da nicht früher draufgekommen bin, als gelernte Schneiderin! Ich nähe dir das Kleid um, bis es dir passt. Wir brauchen allerdings noch erdbeerroten Stoff. Hast du so etwas?"

Ilse läuft ins Schlafzimmer, zieht sich erst mal etwas über und beginnt dann, ihren Kleiderschrank zu durchforsten. Kleidungsstück um Kleidungsstück landet auf dem Boden.

„Weinrot, rostrot, hellrot ... rot wie Ketchup, rot wie Curry-Ketchup... nee, nichts Passendes dabei!", ruft sie ins Wohnzimmer.

„Und eine andere Farbe?", ruft Hanni zurück.

Ilse taucht mit einer grünen Bluse auf. „Vom Material würde die super passen. Aber eben nicht erdbeerrot."

Hanni lacht. „Not macht kreativ." Sie nimmt Kleid und Bluse und verschwindet mit beidem in ihr Apartment.

Eine halbe Stunde später kehrt sie zurück – und präsentiert das Kleid: erdbeerrot mit einem breiten grünen Streifen auf dem Rücken.

„Bitte schön!" Sie überreicht Ilse das Kleid. „Ich bitte um Anprobe." Ilse zögert nicht lange, schlüpft hinein und Hanni zieht sorgfältig den Reißverschluss zu. „Passt", murmelt sie zufrieden.

Die Frauen sind begeistert.

„Ilse, das sieht richtig modern aus mit dem grünen Streifen auf dem Rücken."

„Ja?", fragt Ilse und dreht sich vor dem Spiegel hin und her.

„Auf jeden Fall. Ein echtes Unikat."

Langsam beginnt Ilse zu strahlen. „Ja, das passt wirklich gut zu mir. Wie schön, dass das Kleid mit mir mitwächst."

„Und jetzt die Schuhe!", fordert Hilde.

Ilse zieht die neuen Schuhe an und steht auf. „Hm. Etwas groß."

„Dicke Socken – dann passen sie perfekt", schlägt Elke vor.

Ilse schaut etwas überfordert. Heute funktioniert im ersten Anlauf nichts so, wie sie es geplant hatte.

„Moment", ruft Hilde, „das haben wir gleich." Sie strickt die letzten Maschen und nimmt sie geschickt ab, sodass rasch alle Stricknadeln von Wolle befreit sind. Sie reicht Ilse die neuen Socken. „Nimm die!"

Ilse zieht die Socken und anschließend die Schuhe an. Sie steht auf, läuft ein paar Schritte – und strahlt. „Nun sitzen auch die Schuhe perfekt", sagt sie zufrieden. „Wie schön, dass ich Freundinnen habe, die nicht nur liebevoll und hilfsbereit sind, sondern auch noch pragmatisch und handwerklich begabt!"

Die Frauen freuen sich.

Elke steht auf und überreicht ihr ein kleines Päckchen: „Für deinen großen Auftritt morgen."

Ilse packt ein fein besticktes Stofftaschentuch aus. „Ich dachte, falls du zum Abschied auf der Bühne ein paar Tränen vergießt, dann ist das doch sehr praktisch."

Ilse schluckt gerührt.

Da kommt Marta und überreicht ihr eine selbst gehäkelte, kleine Tasche. „Damit du dein Taschentuch morgen auch stilecht verstauen kannst."

Ilse wischt sich eine Träne aus dem Augenwinkel – und nutzt das Taschentuch gleich ein erstes Mal. Morgen kann kommen!

KRANKHEITEN

Elke lässt ihre Kuchengabel mit einem hörbaren Seufzer auf den Teller sinken, auf dem eben noch zwei große, saftige Stücke Schwarzwälder Kirschtorte lagen. „Mein Magen", klagt sie mit gequältem Blick. „Ich glaube, ich muss meinen Magen mal durchchecken lassen."

„Papperlapapp", entgegnet Marta gelassen und hebt kurz den Blick von ihrer Häkelarbeit. „Wenn ich zwei so große Stücke Torte esse, meckert mein Magen auch mit mir."

„Wer meckert? Hier wird nicht gemeckert!", ruft Ilse Gottschalk, die gerade ihre Fernsehzeitungen auf dem Fußboden nach Datum sortiert.

„Der Arzt schimpft mit Elke, wenn sie ihn in seiner Sprechstunde aufhält, weil sie wegen Tortenvöllerei Bauchweh hat", meint Marta trocken.

„Oh nein!", jammert plötzlich Hilde. „Die Masche ist schon wieder runtergefallen. Was ist bloß mit meinen Fingern los? Ob das die ersten Anzeichen einer rheumatischen Erkrankung sind? Ich muss unbedingt zum Rheumatologen! Diese verflixten Socken werden so niemals fertig." Sie legt die halbfertigen Socken samt den vielen Stricknadeln auf den Tisch und trinkt einen Schluck Kaffee.

„Was ist denn heute los?" Ilse erhebt sich mühsam vom Boden, streicht sich die Hose glatt und setzt sich an den Tisch. „Magenschmerzen und etwas ungeschickt beim Stricken?! Meine Damen! Da habe ich schon ganz andere Dinge erlebt, für die ich einen Arzt aufsuchen musste."

Jetzt legen alle Frauen ihre Handarbeiten beiseite und blicken Ilse gespannt an.

„Als ich Rudi kennengelernt habe, hatte ich Herzrasen. Ich bin deswegen zum Arzt gegangen und wurde sogar an einen Spezialisten überwiesen. Aber keiner konnte etwas Auffälliges an meinem Herzen feststellen. Als dann ein paar Monate vergingen und sich zwischen Rudi und mir der Alltag einstellte, war das Herzrasen wie weggeblasen."

Ein zustimmendes Murmeln geht durch die Runde.

„Und als unsere Zwillinge etwa drei Jahre alt waren", fährt Ilse fort, „und ich nächtelang an ihrem

Bett gewacht habe, fühlte ich mich irgendwann selbst so schlapp, dass ich dachte: ‚Ilse, du musst dich mal durchchecken lassen. Das kann doch nicht normal sein.' Also bin ich zum Arzt. Er untersuchte mich, schaute mir in den Hals und sagte: ‚Oha, kranke Kinder, kranke Mutti.' ‚Was?', habe ich verwirrt und müde gefragt. ‚Eine kleine Angina ist im Anmarsch. Nichts Schlimmes', versuchte er mich zu beruhigen. Doch ich war völlig entsetzt: ‚Ich habe schon zwei Kinder! Ein drittes Kind – nein, das ist mir zu viel.' Da musste der Arzt lachen. ‚Ich glaube, Sie brauchen dringend eine Pause', gluckste er, ‚und müssen dringend Schlaf nachholen.'"

Der Plauderclub lacht und lacht. Elkes Magenschmerzen und Hildes Sorgen sind wie weggeblasen. Lachen kann eben doch die beste Medizin sein.

AM KATZENTISCH

Die Frauen vom Plauderclub sitzen heute draußen im Park vor dem Haus. Im angenehmen Schatten einer alten Linde haben sie es sich gemütlich gemacht. Sabine war so freundlich, ihnen Stühle und ein kleines Tischchen aufzustellen.

Hilde kramt nicht nur ihre Stickerei aus der Tasche, sondern auch eine große Plastikdose mit Marmorkuchen und einen riesigen Teller.

„So", sagt sie zufrieden, während sie die Kuchenstücke sorgfältig auf den Teller legt. „Hier kommt noch etwas, um die gute Figur zu halten. Greift zu!" Die Damen lachen und freuen sich.

„Bei dem heißen Wetter mag man ja gar nicht so viel essen", meint Marta, „aber dein Kuchen, Hilde – der geht immer!"

Die anderen nicken. „Lecker", murmeln sie mit vollem Mund. Bald nehmen sie wieder ihre Handarbeiten auf. Ein Stück Kuchen bleibt auf dem Teller zurück.

„Wenn bei uns zu Hause noch eine Leckerei auf dem Teller übrig blieb, dann hieß das das ‚Anstandsstück'", erinnert sich Hanni. „Und es war frech, es sich einfach zu nehmen. Verstanden habe ich das allerdings nie."

„Das ist ja auch kaum zu verstehen", pflichtet Marta ihr bei. „Manche Tischsitten waren für uns Kinder richtig verwirrend, zum Beispiel: ‚Sprich nicht mit vollem Mund.' Wie kann man denn dann etwas sagen, während man isst?"

Eine Katze schleicht durch den Garten, kommt zu Marta und streicht ihr um die Beine. „Ja, hallo!", sagt Marta aufmunternd und beugt sich nach unten, um sie zu streicheln. Doch da macht die Katze kehrt und springt ins Gebüsch.

Ilse erhebt sich, greift zum letzten Kuchenstück und sagt schmunzelnd: „Wisst ihr, was? Anstand hin oder her – ich gönne es mir!" Herzhaft beißt sie hinein, kaut genüsslich und ruft mit vollem Mund: „Als Kind hätte ich so ein Stück Kuchen nur mit der Gabel essen dürfen – niemals mit den Fingern!"

Plötzlich taucht die Katze wieder auf – dieses Mal springt sie auf Hildes Schoß. Schnell zieht Hilde ihre

Stickerei zur Seite, streichelt dem Tier vorsichtig über den Kopf und lacht dann laut auf.

„Was ist denn so lustig?", fragt Ilse, noch immer genüsslich kauend.

„Ich denke gerade: Auf Anstand können wir alle verzichten. Schließlich sitzen wir am Katzentisch." Sie streichelt die Katze weiter und lacht. Die Freundinnen stimmen in das Lachen ein. Denn vor ihrem inneren Auge sehen sie sich auf den Familienfeiern am Katzentisch mit den anderen Kindern sitzen. Schon da hatten sie wahrscheinlich den meisten Spaß von allen.

WASSERGYMNASTIK

An diesem Donnerstag treffen sich die Frauen vom Plauderclub ausnahmsweise einmal nicht bei Ilse Gottschalk zum gemütlichen Kaffeekränzchen. Sie haben sich bei einer Probestunde des Kurses „Wassergymnastik 70+“ angemeldet. Die Idee stammt von Hanni Ottesen. Als sie vor einiger Zeit mit ihrem Enkel im Schwimmbad war, kam ihr der Geistesblitz: Bewegung im Wasser – das wäre doch mal was Neues.

Einen ganzen Donnerstagnachmittag hatte Hanni damit zu tun, ihre Freundinnen für das Vorhaben zu gewinnen. Ein einfaches „Bewegung ist gesund“ reichte nicht aus. Das Argument „Dann sind wir schon mal sauber und geduscht für den Tag“, gepaart mit der Aussicht auf den besten Kuchen der Stadt beim sogenannten „Schwimmbadbäcker“ – weil er neben dem Schwimmbad ist – überzeugte.

Und so stehen sie nun da, die Frauen vom Plauderclub, mit ihren Schwimmtaschen vor dem Schwimmbad. Hanni weiß, wo es langgeht, wie man die Eintrittskarten am Automaten zieht und damit durch die Schranke kommt – auch mit Rollator. Die anderen Frauen sind schon ewig nicht mehr im Schwimmbad gewesen und hatten den Eintritt weit weniger kompliziert in Erinnerung.

„Nächstes Mal geht es zum Badesee!", kräht Marta schon etwas genervt. „Das ist einfacher. Hingehen, ausziehen, reinspringen."

Die Frauen gehen in die große Sammelumkleidekabine, damit sie Marta mit ihrem Rollator und beim An- und Ausziehen notfalls etwas helfen können. Kaum sind die Badeanzüge übergestreift, stürmt eine lebhafte Kindergartengruppe herein.

„Huhu, Meike!" Hanni kennt durch ihre Enkelkinder auch viele andere Kinder im Stadtviertel.

„Heute mache ich mein Schwimmabzeichen!", sagt die Kleine stolz.

„Dann drücken wir dir ganz fest die Daumen, Meike", sagt Hanni.

Die Frauen gehen unter die Dusche und gleich danach weiter zum Becken, in dem die Wassergymnastik stattfinden soll. Außer den fünf Frauen sind noch drei anderen Seniorinnen da.

„Ich bin die Petra", stellt sich eine Frau Mitte vierzig in T-Shirt und kurzer Hose vor, „und ich leite den Kurs. Wir werden unseren Körper im Wasser heute ganz neu entdecken und ihn mobilisieren und kräftigen." Petra lächelt übertrieben in die Runde.

„Ich wollte mich eigentlich nur ein bisschen bewegen", brummt Marta.

Zuerst sollen die Seniorinnen einen Kreis im Wasser bilden und sich an den Händen fassen. Petra gibt die Anweisungen vom Beckenrand aus.

„Mir ist kalt", meckert Elke und zeigt ihrer Nachbarin demonstrativ die Gänsehaut am Arm.

Petra dreht die Musik auf – laut, sehr laut. Rhythmisch geht sie in die Knie und ruft: „Aufwärmen mit Pep!" Die Seniorinnen machen im Wasser brav mit.

„Wie beim Kinderturnen." Ilse fühlt sich unterfordert. Die Musik verstummt.

So!", ruft Petra begeistert. „Das war doch fetzig. Uns ist warm geworden und wir sind gut drauf."

„Ich nicht!", sagt Marta leise.

„Mir ist immer noch kalt!", seufzt Elke.

„Dann holen wir uns jetzt alle eine Nudel", ruft Petra motivierend. Bunte Schaumstoffnudeln fliegen ins Becken. „Jede bitte nur eine! Und nun stoßen wir sie zur Musik vor uns her – kreuz und quer durchs

Becken!", flötet sie und wieder ertönt die viel zu laute Musik.

„Was für ein Nudelauflauf", sagt Elke zu Hilde, als sie, die Nudel vor sich her stoßend, aneinander vorbeigehen. Hilde kichert.

Schon kommt die nächste Anweisung von Petra: „Nun setzen wir uns auf die Schwimmnudel und halten uns schön mit den Händen an den Seiten fest. Wir lassen die Beine sanft im Wasser baumeln. Diese Übung stärkt die Rumpfmuskulatur und verbessert das Gleichgewicht."

Elke, Hanni und Ilse sitzen schon mit etwas schiefen Gesichtern hochkonzentriert auf ihren Nudeln, während Marta und Hilde entnervt aufgeben.

Plötzlich läuft die Kinderschar am Becken vorbei. Meike wedelt stolz mit einem Zettel und ruft Hanni zu: „Geschafft! Ich habe das Abzeichen!"

Hanni winkt zurück – verliert das Gleichgewicht und rutscht ins Wasser. Erschrocken klammert sie sich an der Nudel fest.

„Drei Damen sind noch nicht auf der Nudel!", ruft Petra und lacht laut. Da wird es Marta und Hilde zu bunt.

„Ich gehe", brummt Hilde.

„Ich auch. Ich habe genug von diesem Nudelsalatkurs." Sie klettern aus dem Wasser.

„Ist Ihnen nicht wohl?“, fragt Petra besorgt.

„Nö, wir gehen“, meinen Hilde und Marta und marschieren direkt zum Whirlpool.

„Herrlich!“, seufzt Marta zufrieden, sobald das warme Wasser blubbert.

Plötzlich steht Hanni vor ihnen: „Ich habe auch keine Lust mehr. Das ist kaum auszuhalten.“

Nun kommen auch Elke und Ilse und lassen sich in den Whirlpool fallen. Die Frauen sitzen entspannt im Kreis, die Beine ausgestreckt, nur die Zehen schauen hier und da aus dem Wasser.

„Alle Nudeln in den Kochtopf“, ahmt Elke die Kursleiterin Petra nach. „Ich sehe, drei Nudeln sind noch gar nicht gar. Dann bleiben sie eben länger im Topf!“ Die Frauen lachen und genießen das Zusammensein im warmen Wasser.

„Ob wir jetzt das Senioren-Abzeichen vom Bademeister kriegen?“, fragt Hanni lachend, legt den Kopf zurück und schließt genussvoll die Augen.

DAS FOTOALBUM

„Heute muss ich den Schal fertigbekommen", verkündet Hilde und strickt schon emsig, noch bevor sie ihren ersten Schluck Kaffee trinkt. Draußen ist es winterlich kalt.

Obwohl es erst früher Nachmittag ist, hat Ilse schon die große Stehlampe eingeschaltet. Sie balanciert einen Teller mit frisch gebackenen Waffeln, von denen der Duft von Vanille aufsteigt. „Bedient euch, meine Lieben. Bevor das Waffeleisen dieses Jahr ganz verstaubt, dachte ich, heute ist der perfekte Tag."

Die Frauen sind begeistert. „Ui, riecht das gut!" Marta schnuppert und streut sich eine große Portion Puderzucker auf ihre dampfende Waffel.

„Und klebt herrlich an den Zähnen", lacht Elke, als sie den ersten Bissen nimmt.

„So muss es sein", sagt Hanni schmunzelnd und nimmt sich gleich noch eine Waffel.

„Wir haben es wirklich schön", sagt Ilse zufrieden. „Draußen ist es kalt, und wir sitzen drinnen im Waffelduft."

„Und mein Schal ist fertig", verkündet Hilde zufrieden. Sie schlingt den grün-rot-gestreiften Schal einmal um den Hals und lächelt stolz.

„Hübsch", findet Ilse. „So einen Schal hatte ich als junges Mädchen auch." Sie steht auf, holt ein altes Fotoalbum aus der Kommode und blättert darin. „Wartet … Hier!", sagt sie schließlich und legt das Album auf den Tisch.

Die Frauen beugen sich über das vergilbte Foto. Auf dem Foto sind Jugendliche auf einem zugefrorenen See zu sehen. Ilse tippt auf ein Mädchen. „Das bin ich. Die da – mit den weißen Schlittschuhen."

Marta nickt anerkennend. „Siehst richtig sportlich aus, Ilse."

„Das hier ist ein Schwarz-Weiß-Foto. In echt war der Schal knallgrün und rot gestreift."

Plötzlich beugt sich Hanni tief über das Foto. „Das gibt es doch gar nicht!", ruft sie aufgeregt. „Das kann doch wohl nicht wahr sein!"

„Was denn?", fragt Ilse irritiert.

Hanni zeigt auf einen Jungen im Hintergrund, der halb verborgen hinter Ilse auf dem Foto zu sehen ist und schelmisch grinst. „Der Junge", sagt Hanni, „der sieht aus wie die kleine Version von Herrn Wittenberg!"

„Welcher Wittenberg?", fragt Marta und klopft sich den Puderzucker vom Rock.

„Na, der, der bei allen Festen hier im ‚Haus am Park' Akkordeon spielt", erklärt Hanni aufgeregt.

„Ach, der mit den Hosenträgern!", lacht Ilse auf. „Der, der die Notenblätter immer in die Hosenträger steckt, damit er die Hände frei hat, um sein Akkordeon zu schleppen."

Das Album wandert nun durch die Hände. „Tatsächlich", murmelt Elke, „die Ähnlichkeit ist verblüffend."

Marta schüttelt ungläubig den Kopf. „Das muss er sein."

Hanni ist sich sicher: „Das ist er! Wo wurde das Bild aufgenommen, Ilse?"

Ilse überlegt kurz. „In Mackenstedt bei Bremen. Dort wohnte eine Tante von mir, die meine Geschwister und ich oft besucht haben. Wenn die Wiesen überschwemmt waren und gefroren sind, durften wir darauf Schlittschuh laufen. Alle Kinder aus der Umgebung kamen. Und dann wohl auch …" Ilse hält inne und überlegt angestrengt. „Ja, und dann kam auch immer Franz! Franz war der beste Schlittschuhläufer weit und breit! Wir dachten, der wird mal Eislaufprofi."

„Franz Wittenberg?", fragt Marta und blinzelt nachdenklich. „Heißt unser Herr Wittenberg Franz mit Vornamen?"

„Das kriegen wir schnell raus", sagt Ilse und geht zur Anrichte. Dort nimmt sie einen der vielen herumliegenden Zettel und liest vor: „Liebe Bewohner und Angehörige, wir laden Sie herzlich zur traditionellen Adventsfeier am 6. Dezember im Kaminsaal ein. Es erwartet Sie ein festliches Programm und unsere legendäre Feuerzangenbowle. Für die musikalische Unterhaltung sorgt Franz Wittenberg am Akkordeon."

Ilse schaut auf: „Das ist er! Der Schlittschuh-Franz aus Mackenstedt!"

Ilse wird plötzlich ganz aufgeregt. „Ich erzähle es ihm heute Abend beim Essen! Oder noch besser – ich fordere ihn zum Eistanz auf!"

Mit einem Augenzwinkern legt sie zwei Staubtücher auf den Boden, stellt sich jeweils mit einem Fuß darauf und beginnt über das Parkett zu gleiten. Schwungvoll schwingt sie die Arme und ruft: „Und jetzt … der doppelte Rittberger …" Sie dreht sich, lacht und ruft weiter: „… gefolgt vom Flip!"

Elegant – so elegant, wie es eben auf zwei Staubtüchern geht – dreht Ilse sich einmal im Kreis, verbeugt sich tief und erntet fröhlichen Applaus vom Plauderclub.

VERSTECKEN

Es ist Donnerstagnachmittag. Draußen fällt dichter Schnee. Die Frauen vom Plauderclub sitzen am gedeckten Kaffeetisch. Zwei rote Kerzen brennen auf dem Adventskranz. Der Duft von Kaffee erfüllt den Raum.

„Ach, wie gemütlich! Heute kriegt mich niemand vor die Tür", sagt Elke zufrieden und nimmt einen Schluck aus ihrer Kaffeetasse.

„Mich auch nicht!", lacht Marta. „Bei dem Glatteis komme ich mit meinem Rollator sowieso nicht weit. Möchte jemand ein Stück Dresdner Christstollen? Den hat mir meine Cousine Brunhilde aus dem Erzgebirge wie jedes Jahr zum zweiten Advent geschickt."

Die Frauen freuen sich. „Au ja. Wie herrlich weihnachtlich wir es hier haben", schwärmt Hilde.

Doch plötzlich stört ein Rufen von draußen die Besinnlichkeit.

„Was war das?", fragt Ilse. Sie geht zum Fenster und späht in die nachmittägliche Dämmerung hinaus. Schneehaufen türmen sich am Wegrand, die Büsche sind dick eingezuckert. Von den Bäumen hängen die schneebeladenen Äste schwer herab.

Da ertönt wieder ein Ruf. Diesmal ganz deutlich: „Hallo! Hier bin ich!"

Ilse öffnet das Fenster und ruft laut in den kalten Dezemberwind: „Hallo? Wer ist da?"

„Mach das Fenster zu, Ilse. Es zieht und schneit schon herein", beschwert sich Marta und legt sich die Decke, an der sie gerade häkelt, wärmend über die Knie. Doch Ilse blickt weiter besorgt in das Schneegestöber.

„Wenn jemand Hilfe braucht, dann können wir nicht so tun, als würden wir es nicht hören", sagt sie bestimmt.

„Da hast du nun auch wieder recht", gibt Marta zu, steht auf und geht zum Fenster. „Hallo? Braucht jemand Hilfe?", ruft sie in die Stille.

„Hier bin ich!", tönt eine tiefe Männerstimme aus dem Nichts. Die Frauen spähen angestrengt hinaus, doch niemand ist zu sehen.

Marta will gerade das Fenster schließen, da durchbricht eine piepsige Kinderstimme die Stille: „Eins, zwei, drei, vier Eckstein, alles muss versteckt sein. Hinter mir, da gilt es nicht. Eins, zwei, drei – jetzt komme ich! Wo bist du?" Die Frauen werfen sich verwirrte Blicke zu. Die Stimme kommt eindeutig aus dem Garten.

Wieder ruft sie: „Wo bist du?"

Die tiefe Stimme schallt zurück: „Hier bin ich!"

Und dann sehen sie ihn: Ein kleiner Junge kämpft sich durch den hohen Schnee, stapft von einem Busch zum nächsten. „Opa? Jetzt komm endlich raus! Mir ist kalt."

Da bebt ein Busch. Ein schneebedeckter Ast wackelt, etwas fällt fluchend in den Schnee.

„Opa! Da bist du ja!", ruft der Junge erleichtert.

Ilse lehnt sich weit aus dem Fenster. „Alles in Ordnung? Haben Sie sich verletzt?"

Aus dem Schneehaufen antwortet eine vertraute Stimme: „Nein, Frau Gottschalk, danke. Ich muss nur irgendwie wieder auf die Beine kommen ..."

„Wo ist denn Ihr Rollator?", mischt sich Hilde besorgt ein.

Der Mann im Schnee seufzt: „Der ist mir davongerollt, als ich mich an dem Busch festgehalten habe. So ein Mist. Aber das Versteck war gut, oder"

Jetzt erkennen die Frauen die Stimme: „Herr Meister?!“, ruft Hanni ungläubig. „Sie spielen Verstecken – bei dem Wetter?“

„Man ist nur so alt, wie man sich fühlt“, tönt es lachend zurück. „Und ich hab mich gut versteckt.“

Auch die Frauen können sich das Lachen nicht verkneifen.

„Wir holen Hilfe und dann kommen Sie und Ihr Enkel zum Aufwärmen zu uns. Ich mache einen warmen Kakao und Stollen haben wir auch“, schlägt Ilse vor.

„Gute Idee!“, ruft Herr Meister.

In diesem Moment erscheint der Junge. Er kommt mit dem ausgebüxten Rollator den Weg hinaufgestapft. „Opa! Dein Taxi ist da!“, ruft er grinsend.

Herr Meister rappelt sich keuchend auf, klopft sich den Schnee von Jacke und Hose. „Sie brauchen keine Hilfe holen, meine Damen!“, ruft er. „Mein Enkel und ich kommen mit dem Taxi.“

SCHÖNE BESCHERUNG!

Es ist der 24. Dezember, Heiligabend, im „Haus am Park“. Viele Bewohner sind bei ihren Familien eingeladen. Doch einige sind im „Haus im Park“ geblieben und es herrscht eine schöne, besinnliche Stimmung.

Die Frauen vom Plauderclub sitzen mit den anderen Daheimgebliebenen im weihnachtlich geschmückten Kaminzimmer. Zur Feier des Tages ist nicht nur ein geschmückter Weihnachtsbaum aufgebaut, sondern es brennt auch ein Feuer im Kamin und knistert leise.

„Schön“, sagt Hanni und zupft die Decke über ihren Beinen zurecht. „So schön ruhig. Bei meinen Kindern und Enkeln ist jetzt sicher keine ‚Stille Nacht‘. Dort werden Geschenke aufgerissen und überall liegt Geschenkpapier herum. Es wird hektisch gegessen und dann ist schon das erste Kind quengelig, weil alles zu aufregend ist. Dieses Jahr mache ich nicht mit. Ich fahre morgen zum Gänsebraten vorbei. Darauf freue ich mich schon."

Elke pflichtet ihr bei. „Mir ist das auch zu chaotisch bei meiner Tochter. Ihre Schwiegereltern kommen, die Schwester ihres Mannes mit Partner … lauter Paare. Und ich mittendrin. Hier bei euch fühle ich mich besser aufgehoben. Ich fahre auch erst morgen hin, wenn der ganze Trubel vorbei ist." Sie holt ihre Stickerei hervor und beginnt zu sticken. „So ganz die Wahrheit war das nicht", denkt sie. „Ich freue mich wirklich, dass ich heute hier bin, aber die Bewohner gehen so früh in ihre Zimmer und Wohnungen und der Abend ist noch lang. Eigentlich graust es mir bei der Vorstellung, am Heiligabend später allein zu sein."

Herr Meister nimmt einen Schluck Rotwein und lehnt sich entspannt in seinem Sessel zurück. „Mein Sohn ist in den Urlaub gefahren. Deshalb bin ich auch hiergeblieben. Es ist ein schönes Programm, das sich die Hausleitung für uns ausgedacht hat. Das Essen war köstlich. Jetzt etwas Entspannung am Kamin … Alles sehr besinnlich hier."

„Nicht zu vergessen: die Geschenke!", wirft Elke lachend ein. „Dass die Hausleitung für jeden ein persönliches Präsent besorgt – wo gibt es so was noch? Bei dem Personalmangel überall. Sie fragen, was wir uns wünschen, und besorgen es."

„Ja, wir haben es hier wirklich gut getroffen", murmelt Herr Meister mit geschlossenen Augen und genießt seinen Wein.

In diesem Moment geht die Tür auf. Ein junger Mann, fremd, etwas verloren wirkend, tritt mit einem Wäschekorb voller Geschenke ein. „Tach!", ruft er ungeschickt in die besinnliche Runde. „Ich soll hier nur kurz etwas abladen. Ich bin gleich wieder weg." Hektisch räumt er die Pakete unter den Weihnachtsbaum und legt etwas zögerlich Namenskärtchen darauf. „Frohe Weihnachten!", ruft er, bevor er wieder verschwindet.

„Na", sagt Hanni trocken, „der hat es aber eilig, der Weihnachtsmann."

Aus dem Aufenthaltsraum nebenan hört man ein Stühlerücken. Der Weihnachtsfilm, den sich einige Senioren dort angesehen haben, ist vorbei, und die Bewohner betreten das Kaminzimmer. Mit von der Partie ist die Einrichtungsleitung, Frau Seemann-Hausen.

„So, meine Damen und Herren!", ruft Frau Seemann-Hausen und klingelt mit einem Glöckchen. „Setzen Sie sich bitte. Jetzt kommt die Bescherung!" Feierlich macht sie eine CD mit Weihnachtsmusik an, dimmt das Licht, sodass der Weihnachtsbaum umso heller strahlt. Sie zeigt nach draußen. „Oh, sehen Sie, jetzt beginnt es sogar noch zu schneien. Wunderschön!" Und tatsächlich: Im Licht der Straßenlaterne tanzen viele dicke Schneeflocken.

Frau Seemann-Hausen nimmt Paket für Paket in die Hand und verteilt die Geschenke. Obwohl die meisten Bewohner noch genau wissen, was sie sich gewünscht haben, tun sie überrascht: „Ein neuer Wecker! Den habe ich mir schon lange gewünscht!", lacht eine Frau beim Auspacken.

„Nicht möglich!", ruft ein Mann. „Der nächste Band meiner geliebten Krimireihe. Woher wusste der Weihnachtsmann das bloß?"

Dann kommt Herr Meister an die Reihe und freut sich insgeheim auf die Flasche spanischen Rotwein, die er sich gewünscht hat. Er hat sich vorgenommen, den späteren Abend ganz allein mit dem besonderen Tropfen vor dem Kamin ausklingen zu lassen. Erfahrungsgemäß gehen die meisten Bewohner zeitig ins Bett. Er packt das Geschenk aus und schaut irritiert. Er hält keine Flasche Wein in den Händen, sondern einen Knirps, einen kleinen, zusammenklappbaren Regenschirm.

Auch Hanni öffnet ihr Päckchen und freut sich über den Bildband über die Ostsee. „Großartig! Da kann ich in Erinnerungen schwelgen. So schöne Fotos!"

Als Elke ihr Geschenk auspackt und einen spanischen Rotwein in den Händen hält, wird sie still. „Ich hatte mir doch einen Regenschirm gewünscht", murmelt sie leise. Da ihre Wohnung in einem Nebengebäude liegt und sie durch den kleinen Park muss, wenn sie ins Haupthaus möchte, ist ein Regenschirm immer praktisch.

„So, meine Lieben!", Frau Seemann-Hausen klatscht in die Hände. „Viel Freude mit den kleinen Überraschungen! Ich wünsche Ihnen noch einen schönen Weihnachtsabend."

Nach und nach verabschieden sich die Bewohner in ihre Wohnungen. Schließlich sitzen nur noch Herr Meister und Elke im Schein des Feuers.

Herr Meister blickt neidisch zu Elke: „Den hatte ich mir auch gewünscht, den guten spanischen Rotwein. Sie haben mir in diesem Jahr – warum auch immer – einen Regenschirm geschenkt."

Elke runzelt die Stirn: „Den hatte ich mir gewünscht. Und Alkohol trinke ich nur ganz, ganz selten."

Ihre Blicke treffen sich. Da müssen beide lachen. „Da ist wohl etwas gehörig schiefgegangen", meint Elke kopfschüttelnd.

Herr Meister lächelt leise. „Vielleicht aber auch nicht. Ich schlage Folgendes vor: Wir teilen uns den Wein – und den Schirm behalte ich. Danach bringe ich Sie mit meinem neuen Regenschirm durch den Schnee nach Hause."

Elke lacht erleichtert auf und freut sich. Der Abend ist gerettet. Schöne Bescherung!

SILVESTER

Es ist der 31. Dezember. Silvester. Die Frauen vom Plauderclub haben sich in Apartment 6 versammelt, um ein Gläschen Sekt zu trinken. Danach steht die Silvesterfeier im Gemeinschaftsraum an. So wie in jedem Jahr gibt es dort Discobeleuchtung, Livemusik von DJ Mike, der auf seinem Keyboard spielt und dazu singt, sowie sehr leckere Häppchen und Gutes zu trinken.

„Schön war das Jahr!", sagt Hanni zufrieden und hebt ihr Glas.

„Ja, das war wirklich ein tolles Jahr", pflichtet Elke ihr bei. „Wir hatten viele heitere Donnerstagnachmittage zusammen."

Ein Klopfen an der Tür unterbricht die gemütliche Runde. Herr Meister steckt seinen Kopf herein. „Ich wollte Ihnen nur schnell einen guten Rutsch wünschen. Ich fahre gleich zu meinem Sohn."

„Was gibt es denn zu essen?“, „Fondue?“, „Raclette?“, fragen die Frauen vom Plauderclub durcheinander.

Herr Meister lächelt schwach. „Och, nichts Besonderes. Wir essen Kartoffelsalat und Würstchen. Mein Sohn ist Junggeselle – mit dem Kochen hat er es nicht so. Wir schauen ‚Dinner for one' im Fernsehen und um Mitternacht stoßen wir an. Dann kommt auch schon das Taxi und bringt mich wieder zurück.“

Ilse blickt ihn nachdenklich an. „Das klingt aber nicht so, als hätten Sie große Lust dazu, Herr Meister.“

Er zuckt nur die Schultern. „Was muss, das muss“, seufzt er. „Mein Sohn hat sich vor einem Jahr scheiden lassen, Kinder hat er keine. Er soll Silvester nicht allein sein und Trübsal blasen. Am liebsten wäre es mir, wenn er auf eine Silvesterfeier ginge, eine nette Frau kennenlernen, mit ihr tanzen und sich amüsieren würde. Aber er möchte nicht und besteht auch darauf, dass ich Silvester nicht allein bin. Also sitzen wir auf seinem durchgesessenen Sofa und knabbern an einem Bockwürstchen.“

In diesem Moment tritt Rita, eine der Mitarbeiterinnen des Seniorenheims, ein. „Herr Meister, das Taxiunternehmen hat angerufen. Der Fahrer verspätet sich um zehn Minuten.“ Dann wendet sie sich den Frauen zu: „Meine Damen! Sie sehen heute besonders festlich aus. Wir bereiten im Saal schon alles vor. Es wird sicher ein schöner Abend."

„Trinken Sie doch ein Gläschen Sekt mit uns, Rita", bittet Hanni sie. „Sie sehen erschöpft aus."

„Warum eigentlich nicht?", meint Rita etwas matt. Der lange Tag steht ihr ins Gesicht geschrieben.

„Haben Sie noch etwas Schönes vor?", fragt Elke behutsam.

Rita schüttelt den Kopf. „Leider nein. Der werte Herr, der mich auf eine Feier mitnehmen wollte, hat kurzfristig eine andere gefragt. Also gehe ich um kurz nach Mitternacht nach Hause und komme morgen zum Frühdienst zurück."

Die Frauen und Herr Meister blicken sich betreten an. Schnell reißt Rita sich zusammen: „Ach, das ist alles halb so schlimm. Ich arbeite gerne hier." Sie leert ihr Glas in einem Zug aus und verabschiedet sich. „Bis später! Und Herr Meister, vergessen Sie das Taxi nicht!"

Herr Meister erhebt sich und verlässt murmelnd die Wohnung.

Kaum fünf Minuten später ist er plötzlich zurück. „Erledigt", ruft er freudestrahlend und setzt sich zu den verdutzten Frauen.

„Was haben Sie erledigt?", fragt Marta neugierig.

„Mein Sohn kommt her! Ich habe dem Taxifahrer gesagt, er soll ihn abholen. Wenn weder er noch Fräulein Rita den Silvesterabend allein verbringen sollten – warum dann nicht zusammen", erklärt Herr Meister mit einem verschmitzten Lächeln.

Einen Moment lang ist es still – dann bricht Begeisterung aus. „Herr Meister," Elke klatscht begeistert in die Hände, „das ist eine fantastische Idee!"

„Ja, wirklich!" Hilde bekommt ganz rote Wangen von der Aufregung und dem Sekt. „Und heutzutage muss man ja nicht gleich heiraten. Ein kleiner Flirt am Silvesterabend kann die Lebensgeister wecken."

Drei Stunden später kocht die Stimmung im Großen Saal. DJ Mike sitzt an seinem Keyboard und schmettert bekannte Schlager, während die Discokugel bunte Lichter an die Wände wirft. Die Tische sind abgeräumt und die Bewohner tanzen oder schunkeln sitzend zur Musik. Auf der Tanzfläche legt Herr Meister mit Elke einen flotten Bossa nova hin.

Plötzlich geht Hanni zu DJ Mike und flüstert ihm etwas zu. Kurz darauf macht DJ Mike eine Ansage durch sein Mikrofon: „Meine Damen und Herren! Das alte Jahr neigt sich dem Ende zu. Für den letzten Tanz des Abends bitte ich Frau Rita Lehmkuhl und Herrn Stefan Meister auf die Tanzfläche."

Herr Meister schubst seinen Sohn in Ritas Richtung, die verlegen auf der Tanzfläche steht. DJ Mike stimmt „Ein Schiff wird kommen" von Lale Andersen an.

Rita und Stefan tanzen zusammen. Zuerst unsicher, dann immer entspannter. Es scheint ihnen zu gefallen. Die Damen vom Plauderclub schunkeln zufrieden an ihrem Tisch und prosten Herrn Meister zu.

Das war vielleicht der erste Tanz von Rita und Stefan, aber bestimmt nicht der letzte …. Möge das nächste Jahr voller Glück sein!

ÜBER DIE AUTORIN

Silke Hubrig ist Lehrerin für Sozialpädagogik und Sport und unterrichtet an einer Berufsschule in Bremen. Sie ist Autorin zahlreicher Bücher.